Thilo Baum / Stefan Frädrich
Günter wird Nichtraucher

Thilo Baum · Stefan Frädrich

Günter,
der innere Schweinehund,
wird Nichtraucher

Ein tierisches Gesundheitsbuch
Illustriert von Timo Wuerz

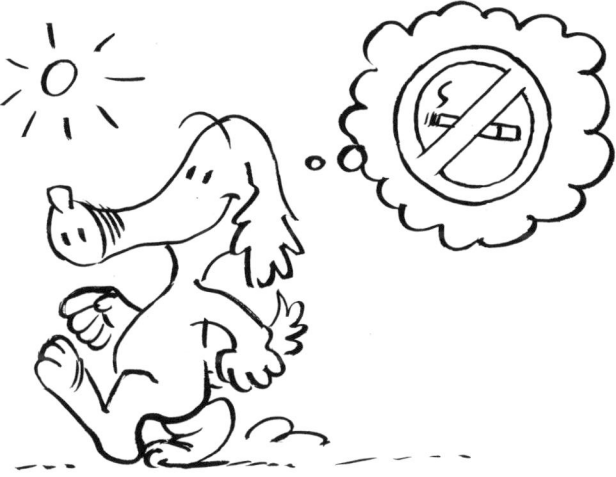

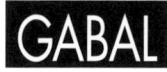

Bibliografische Information
der Deutschen Nationalbibliothek

Die Deutsche Nationalbibliothek verzeichnet diese
Publikationen in der Deutschen Nationalbibliografie;
detaillierte bibliografische Informationen sind im
Internet über http://dnb.d-nb.de abrufbar.

ISBN: 978-3-89749-625-5

10. Auflage 2018

Lektorat: Christiane Martin, Köln
Umschlaggestaltung: +malsy Kommunikation und
Gestaltung, Willich
Illustrationen: Timo Wuerz, Hamburg
Satz und Layout: Das Herstellungsbüro, Hamburg,
www.buch-herstellungsbuero.de
Druck und Bindung: Salzland Druck, Staßfurt

Abonnieren Sie unseren Newsletter unter:
www.gabal-verlag.de

Der schlaue Spruch, bevor es losgeht:

»Wir sollten der Hypothese Aufmerksamkeit
schenken, dass die hohen Profite der Tabakindustrie
direkt mit der Tatsache zusammenhängen,
dass der Kunde vom Produkt abhängig ist.«

(British American Tobacco, 1979)

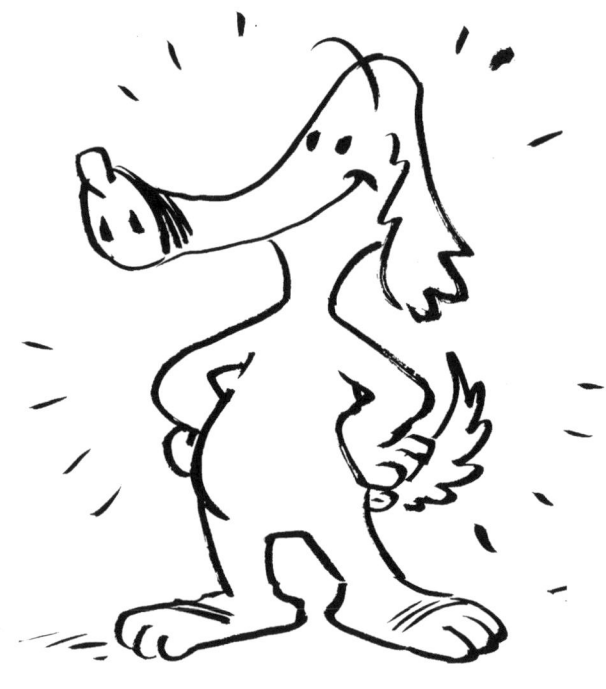

Günter ist dein Freund. Freunde
wollen dir gute Ratschläge geben.

1. Günter, der innere Schweinehund

Das ist Günter. Günter ist dein innerer Schweinehund. Er lebt in deinem Kopf und bewahrt dich vor allem Übel dieser Welt. Immer wenn du etwas Neues lernen sollst, ist Günter zur Stelle: »Lass das sein!«, sagt er dann, »Das ist viel zu mühsam!« oder »Das haben andere nicht geschafft, also kannst du es auch nicht«. Innere Schweinehunde sind nämlich furchtbar faul. Und weil Günter denkt, dass du genauso schweinehundefaul bist wie er, will er dich mit seinen Ratschlägen vor unnützer Mühe beschützen. Ist das nicht nett von ihm?

Also gibt dir Günter den ganzen Tag lang Tipps: »Wozu arbeiten? Morgen ist auch noch ein Tag!«, rät er dir, oder: »Appetit? Iss doch ein Stück Schokolade!« Günter will nämlich, dass du dich immer gleich und sofort gut fühlst. Und was er für schwierig hält, will er dir gar nicht erst zumuten. Schade nur, dass Günter dabei oft kurzfristig denkt! So können dir seine Ratschläge manchmal nämlich schaden …

Am besten siehst du Günter als Freund an: Er berät dich zwar, aber entscheiden tust du letztlich selbst. Du kannst Günters Tipps also befolgen oder sie missachten.

Günter holt sich seine Ratschläge
von anderen Leuten.
Manchmal liegt er dabei falsch.

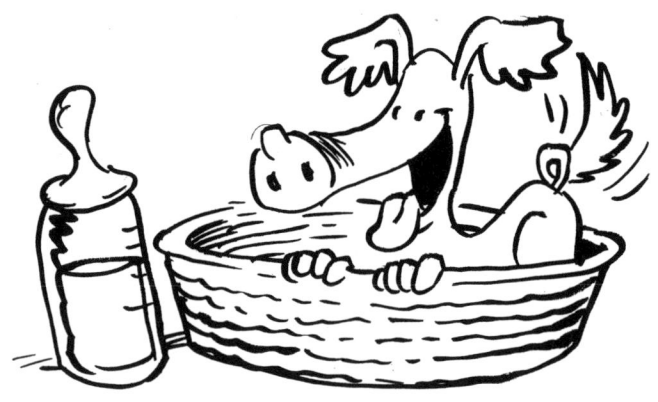

2. Der junge Günter

Günter redet dir ganz schön in dein Leben rein. »Tu dies, lass das sein, mach jenes später, gönn dir mal was.« Das ist angenehm. Denn es kostet dich keine Mühe, zu tun, was er sagt: »Sport machen? Lieber hinsetzen und ausruhen!«, »Mit dem Rauchen aufhören? Nächstes Jahr vielleicht!«, »Gesünder leben? Erst mal einen Kaffee trinken!«. Und schon bald hechelst du auf der Treppe, hast ständig Husten und fühlst dich immer schlapper. Alles wegen Günter …

Aber wo hat Günter eigentlich seine ganzen Tipps her? Tja, das ist so eine Sache: Die meisten Ratschläge kennt er von anderen Leuten. Denn weil Günter zu faul zum Selberdenken ist, übernimmt er einfach die Tipps und Tricks anderer Menschen. Das macht am wenigsten Mühe. »Man gönnt sich ja sonst nichts«, sagt Tante Lieselotte und greift nach den Keksen – und Günter findet das richtig gut. Auch wenn Klaus immer mehr Geld ausgibt, als er hat, ist Günter begeistert. Denn der Klaus sagt sich: »Wird schon.« Und Günter ist Feuer und Flamme: »Wie einfach das Leben doch ist!«

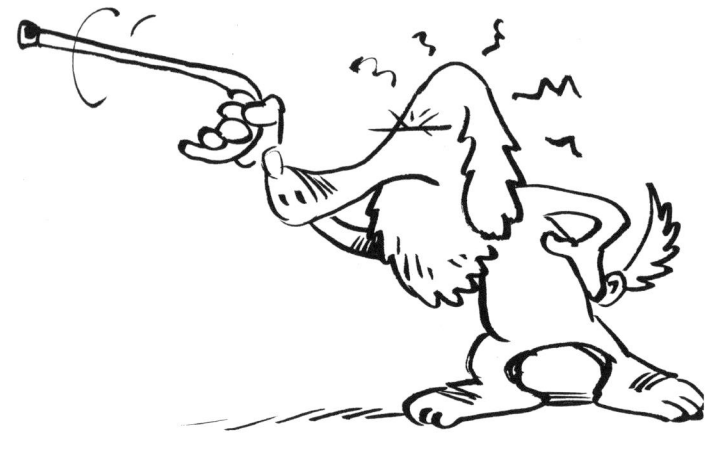

Günter macht immer gerne
alles so, wie es immer war.
Und du trittst auf der Stelle.

3. Das war schon immer so!

Günter ist ein Gewohnheitstier. Was er einmal gelernt hat, will er immer auf die gleiche Weise machen. Das ist nämlich am leichtesten. So muss er die Dinge immer nur einmal lernen ... »Das war schon immer so«, sagt er dir also gerne. Und du gehst immer in denselben Supermarkt zum Einkaufen, fährst immer an den gleichen Urlaubsort, isst in derselben Pizzeria immer die gleiche Pizza und vertagst gesunde Ernährung und Sport Jahr um Jahr. Ist ja auch klar: Es war schon immer so! Außerdem: Geht doch!

Günter findet das alles ganz prima. Denn so ist das Leben angenehm und mühelos. Und wenn du dennoch mal etwas Neues ausprobieren willst, protestiert Günter lautstark: »Die Möbel umstellen? Du spinnst doch!«, meckert er dann, »Salat statt Pizza? Ich bin doch kein Hase!« und: »Mit dem Fahrrad statt mit dem Bus fahren? Viel zu gefährlich!« Du siehst: Günters Ausreden sind ziemlich bestechend. Und Günter ist stolz, dass er dir das Leben so leicht macht.

Schade nur, dass du so kaum neue Erfahrungen sammelst ...

Günter hat schnell die passende Ausrede parat. Dabei sind Menschen, die gesund leben, meistens sehr glücklich.

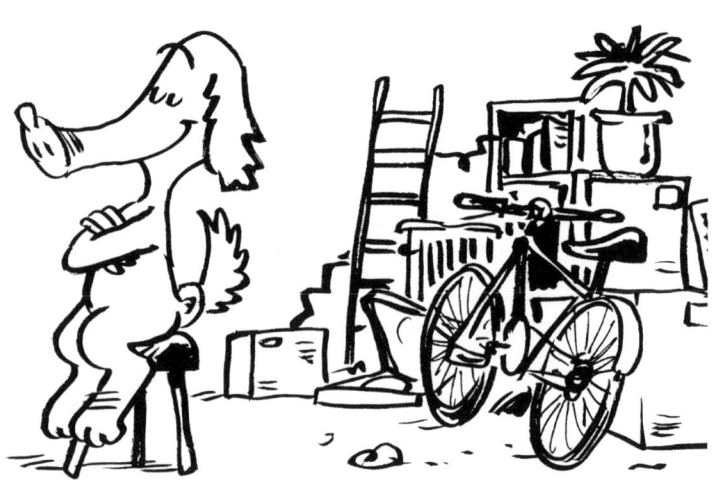

4. Die andere Seite

Auf der anderen Seite weißt du ganz genau, was gut für dich wäre: zum Beispiel die Wohnung aufräumen und die Wäsche bügeln. »Klar machen wir das«, sagt Günter großzügig. »Sobald Zeit dafür ist.« Oder fitter und gesünder werden. »Sport? Unmöglich!«, mäkelt Günter. »Das Fitnessstudio ist zu weit weg!« Oder doch endlich Spanisch lernen? »Wäre die Volkshochschule nur nicht so kalt und ungemütlich!« Scheinheiliger Günter! Du siehst: Er wickelt dich ganz schön um den Finger – und du bleibst da stehen, wo du bist.

Aber fällt es gesunden und fitten Menschen nicht sogar leicht, gesund und fit zu sein? Und krempeln manche Menschen nicht hin und wieder gerne ihre Wohnung um? Essen nicht manche Salat statt Pizza und fühlen sich dabei sogar noch besser als die, die ständig Kalorienpampe in sich hineinstopfen? Manche fahren sogar wie selbstverständlich mit dem Fahrrad statt mit dem Bus – und sind dadurch besser trainiert! »Haben die denn gar keinen inneren Schweinehund?«, wundert sich Günter. Doch, doch! Nur sind auch deren Schweinehunde Gewohnheitstiere. Und die haben sich eben an ein gesundes Leben gewöhnt …

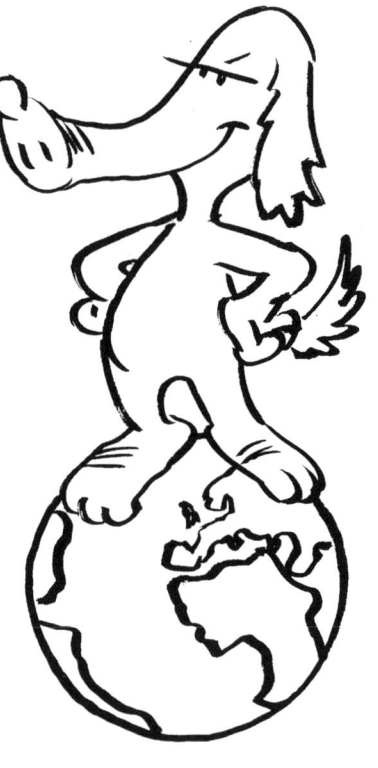

Schweinehunde sind
verschieden. Aber
jeder ist von sich selbst
überzeugt und findet
sein Verhalten normal.

5. Alles ganz normal!

Was Günter also für normal hält, hängt davon ab, was er von wem lernt und woran er sich gewöhnt hat. Wächst Günter unter Raufbolden auf, sagt er bei Stunk: »Hau drauf!« Besucht Günter dagegen den Schachklub, findet er Argumente besser. Lebt Günter in Europa, rät er dir beim Essen selbstverständlich zu Messer und Gabel. Wohnt er in Asien, empfiehlt er dir Stäbchen. Und jeder Schweinehund findet sein eigenes Verhalten normal – und das von anderen oft fremdartig. Ist das nicht merkwürdig? Jeder Schweinehund ist der Nabel der Welt!

Und keinem Schweinehund fällt sein eigenes Verhalten schwer! »Hm«, überlegt Günter. »Heißt das, dass sich Salathasen gar nicht überwinden müssen, wenn sie Salat essen?« Genau! Mundharmonikaspieler spielen schließlich auch ohne Anstrengung Mundharmonika. Und überzeugte Autofahrer vermissen kein Fahrrad, während überzeugten Radlern kein Auto fehlt. Und vermutlich ist es für dich ganz normal, wenn du eine Zigarette rauchst. Klar: Das Rauchen ist für Raucher schließlich genauso normal wie das Nichtrauchen für Nichtraucher!

Ungefähr ein Viertel
der Menschen in
der westlichen Welt
raucht. Drei Viertel
rauchen nicht.

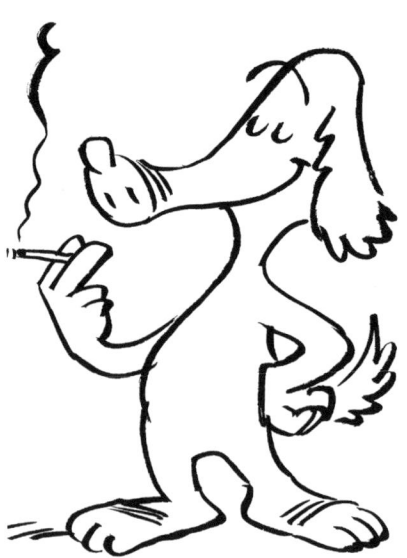

6. Günter raucht

»Stimmt!«, sagt Günter und erinnert sich. »Du könntest mal wieder eine rauchen.« Aber Moment mal: »Das ist hier ja ein Nichtraucherbuch, oder?!« Egal, denkt Günter und empfiehlt dir: »Mach trotzdem mal eine Pause und rauch eine.« Klar: Günter will sich entspannen, also empfiehlt er dir eine Zigarette. Das ist für Günter völlig normal.

Manche Schweinehunde sind Raucher, andere nicht. Wenn Günter raucht, dann gehört er zu dem Viertel aller Schweinehunde, das sich täglich Zigaretten reinzieht, während die anderen drei Viertel das nicht tun müssen. Obwohl diese »Angewohnheit« meist zwei Seiten hat: Auf der einen Seite rauchst du gern, und Günter empfiehlt es dir immer wieder. Auf der anderen Seite überlegst du dir womöglich, ob du nicht doch wieder Nichtraucher werden solltest. Ein Hin und Her im Kopf … Erkennst du dich wieder?

Woher dieses Hin und Her kommt und wie du ganz einfach wieder Nichtraucher werden kannst, wird sich bald zeigen, keine Sorge! Jetzt genieß erst einmal deine Zigarette. Du hast sie dir verdient.

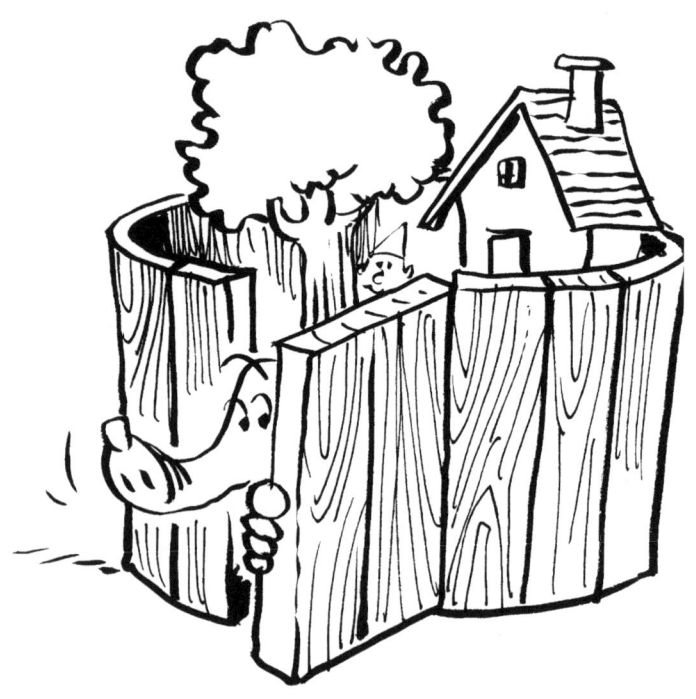

Alles, was heute gewohnt ist, war einmal
ungewohnt. Was wir ändern, wird gewohnt.

7. Die kleine Welt

Das Rauchen ist für Günter also ganz normal. Für Nichtraucher aber nicht! Warum nur? Nun, alle Schweinehunde leben in ihrer eigenen kleinen Welt. In der befindet sich all das, was für sie normal ist.

Denk mal an die Dinge, die du in deiner kleinen Welt hast. Deine Wohnung, deinen Partner, deine Blumentöpfe … – alles war mal neu, stimmt's? Als du deinen Führerschein gerade neu hattest und vielleicht sogar dein erstes eigenes Auto, war das eine Zeit lang etwas ganz Besonderes. Nach einer Weile war es normal. Denn Schweinehunde gewöhnen sich ziemlich schnell an neue Dinge in der kleinen Welt. Genauso schnell gewöhnen sie sich daran, wenn manche Sachen rausfliegen aus deinem Leben. Denk an deine Ex-Stadt, deine Ex-Schuhe und deinen Ex-Supermarkt: Günter findet es ganz normal, dass sie nicht mehr da sind. So einfach, wie er sich an Neues gewöhnt, wird er Altes auch wieder los!

Tja, und Raucherschweinehunde haben eben das Rauchen in ihrer kleinen Welt drin, Nichtraucherschweinehunde das Nichtrauchen. Ob man das Rauchen wohl auch so schnell loswird wie alte Turnschuhe?

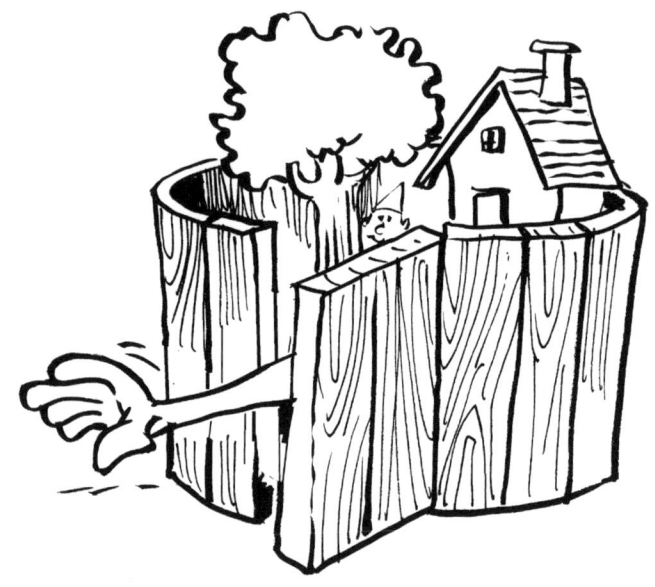

Früher, bevor du die Zigaretten in deine
kleine Welt gelassen hast, fand Günter
das Rauchen ziemlich abwegig. Und alles
ging, ohne zu rauchen.

8. Rauchen? Igitt!

Und jetzt denk mal an deine Zeit als Nichtraucher zurück! Bevor du angefangen hast zu rauchen: Woraus bestand da deine kleine Welt? Bestimmt nicht aus Entspannungs- oder Kaffeezigaretten. Vielleicht hat Günter ja damals gesagt: »Igitt, Rauchen stinkt!« Oder: »Aua, das brennt in den Augen!« Oder vielleicht sogar: »Bäh, so was tun nur doofe Erwachsene!« Versuch mal, dich zu erinnern.

Weißt du noch, wie du als Nichtraucher Hausaufgaben gemacht hast? Damals hast du keine Zigaretten gebraucht, um dich zu konzentrieren. Auch Probleme hast du ohne Zigarette gelöst – du hast einfach nachgedacht oder deinen großen Bruder geholt. Und wenn dir mal langweilig war, weil du nicht rausdurftest oder es geregnet hat – dann saßt du eben am Fenster und hast hinausgeschaut. Ohne dabei eine Zigarette rauchen zu müssen. Auch nach dem Essen hast du keine gebraucht.

Alles ging früher ohne Zigarette. Warum? Weil Günter das Rauchen damals noch nicht in seiner kleinen Welt drin hatte.

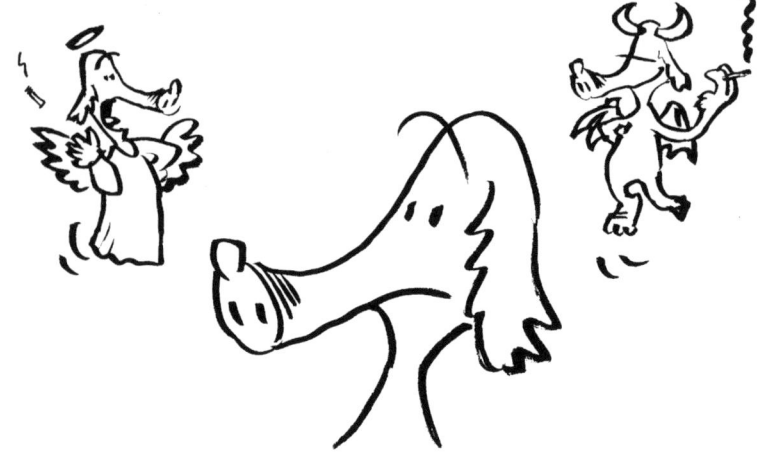

Günter hat früher wie ein
Nichtraucher gedacht und
hatte nur eine Stimme im
Kopf. Heute denkt er mit
zwei Stimmen: Er genießt das
Rauchen und will gleichzeitig
damit aufhören.

9. Stimmen im Kopf

Rauchst du gerne? Immer wieder? Und würdest du gerne mal mit dem Rauchen aufhören, wenn es ganz einfach ginge? Auch ja? Seltsam … Anscheinend spricht Günter hier mit zwei Stimmen! War das schon immer so?

Denk noch mal an früher. Als Nichtraucher hattest du wahrscheinlich nur eine Stimme im Kopf: Rauchen war für dich vermutlich meist ekelhaft. So wie für manche Nichtraucher heute, die dich vielleicht bitten, woanders zu rauchen. »Langweilige Spaßbremsen und ungesellige Spießer!«, wettert Günter sofort. Seltsam: Früher, als du noch nicht geraucht hast, hat dir das Rauchen gestunken. Heute hingegen stinken dir manchmal die Nichtraucher. Warst du früher etwa spießig und langweilig?

Wie stehst du zum Rauchen? Bist du eigentlich dagegen? Oder bist du ein überzeugter Raucher und hältst Rauchen für so toll, dass du es deinen Kindern empfehlen würdest? Oder genießt du das Rauchen, obwohl du gleichzeitig damit aufhören willst? Es kann gut sein, dass du so widersprüchlich denkst. Vielen Rauchern geht es so.

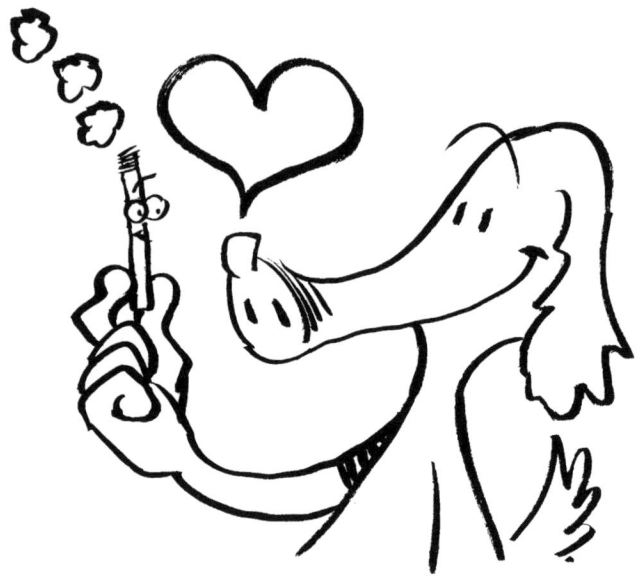

Nichtraucher halten das Nichtrauchen für normal, und nichts fehlt ihnen. Raucher halten das Rauchen für normal und haben oft Angst, dass ihnen als Nichtraucher etwas fehlen könnte.

10. Die bunte Welt der Nichtraucher

So wie du früher gelebt hast, leben Nichtraucher heute immer noch: Sie können sich entspannen, Freunde treffen, Probleme lösen, Kaffee trinken, Sonnenuntergänge bewundern, essen, trinken, aufstehen, schlafen gehen – alles ohne Zigaretten. Sie sind frei. Rauchern dagegen geht es nicht so gut: Sie scheinen ständig ihre Kippen zu vermissen! Arme Raucher … (Leider glauben Raucher auch, ihnen würde als Ex-Rauchern dauerhaft etwas fehlen. Aber das ist natürlich Quatsch! Dazu später mehr.)

Weil das Rauchen inzwischen ein ganz normales Möbelstück in Günters kleiner Welt ist, vergisst er die Zeit als Nichtraucher manchmal. Klar: Auch an einen neuen Schrank gewöhnt man sich schnell, ohne weiter an den alten zu denken. Jetzt raucht Günter eben – obwohl er mal jahrelang nicht geraucht hat – und hält das Rauchen für normal.

Wenn Günter wüsste!

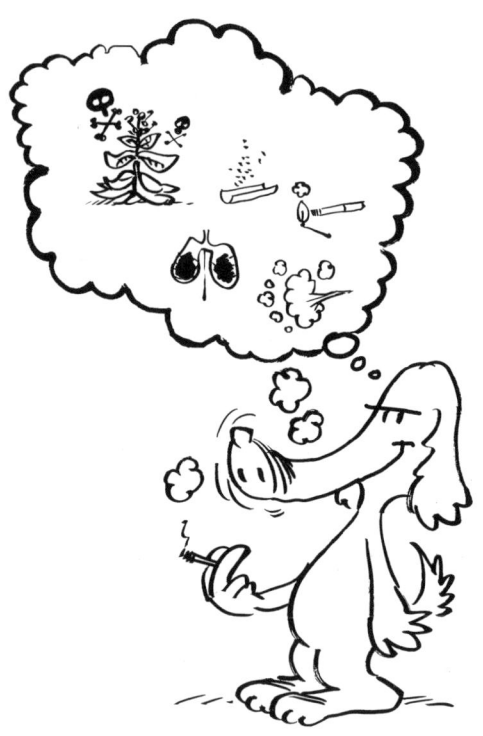

Rauchen ist eine komplizierte Sache.
Doch weil Günter es gewohnt ist,
findet er es normal.

11. Was ist das, rauchen?

Aber ist das Rauchen denn so normal, wie es Günter erscheint? Mal sehen.

Du pflückst eine Giftpflanze, trocknest ihre Blätter, hackst sie klein, rollst die Fasern in ein dünnes Papierröllchen und leimst es zusammen. Dann nimmst du das eine Ende des Röllchens in den Mund, entflammst mit einer Hand ein Feuerzeug und hältst das andere Ende des Röllchens in die Flamme. Mit dem Mund erzeugst du einen Unterdruck, der die Flamme in das Röllchen zieht, so dass das Giftkraut zu glühen beginnt. Und wie das eben so ist, wenn Pflanzen verbrennen und verglühen, entsteht beißender Qualm. Den ziehst du in deinen Mund. Dann nimmst du das Röllchen kurz aus dem Mund und nimmst einen tiefen Atemzug. So dringt der beißende Qualm von deinem Mundraum in die zarten Tünnelchen deiner Lungen und breitet sich darin aus. Dann pustest du den Rauch wieder aus. Das Ganze wiederholst du so lange und so oft, bis das Röllchen heruntergebrannt ist und du den ganzen Rauch und Ruß ein- und wieder ausgeatmet hast, der durch die Verbrennung der Giftpflanze entstanden ist. Dann drückst du die Glut aus.

Wie würdest du einem Marsmenschen erklären, warum du das tust?

Wer das Rauchen nicht kennt, findet es seltsam und kann es nicht erklären.

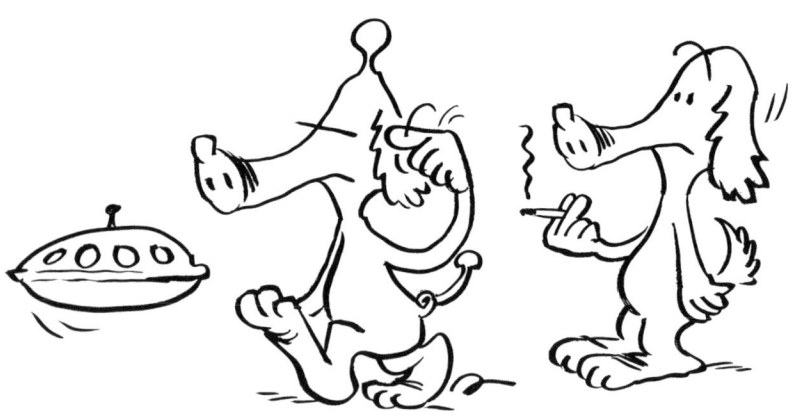

12. Besuch vom Mars

Stell dir vor, wir bekämen tatsächlich Besuch vom Mars. Ein Reporter vom Mars-Kurier soll eine Reportage über die Menschen auf der Erde schreiben. Schnell stellt der außerirdische Journalist fest: Manche Erdenbewohner rauchen, manche nicht. Der Mars-Kurier-Redakteur fragt einen Raucher: »Warum rauchst du?« Der Raucher antwortet: »Es entspannt mich, es gehört zum Kaffee und hilft gegen Langeweile.« Und er sagt vielleicht noch: »Aber eigentlich will ich damit aufhören.« Der Mars-Kurier-Redakteur fragt einen Nichtraucher: »Warum rauchst du nicht?« Der Nichtraucher sagt: »Weil es krank macht, weil es stinkt und weil man dadurch früher stirbt. Außerdem fehlt mir ohne Zigaretten nichts. Ich bin froh, dass ich nie damit angefangen habe.«

Günter wundert sich. »Aber hat nicht der Raucher gesagt, es würde ihn entspannen? Wäre das nicht auch was für den Nichtraucher?« Gut aufgepasst, Günter! Bald wird sich diese Frage klären. Doch die wenigsten Raucher und Nichtraucher kennen die Antwort. Auch der Reporter vom Mars-Kurier erfährt die Wahrheit nicht. Darum schreibt der Reporter in sein Mars-Blatt: »Menschheit gespalten – etwa jeder Vierte raucht – Unverständnis – Fronten verhärtet«.

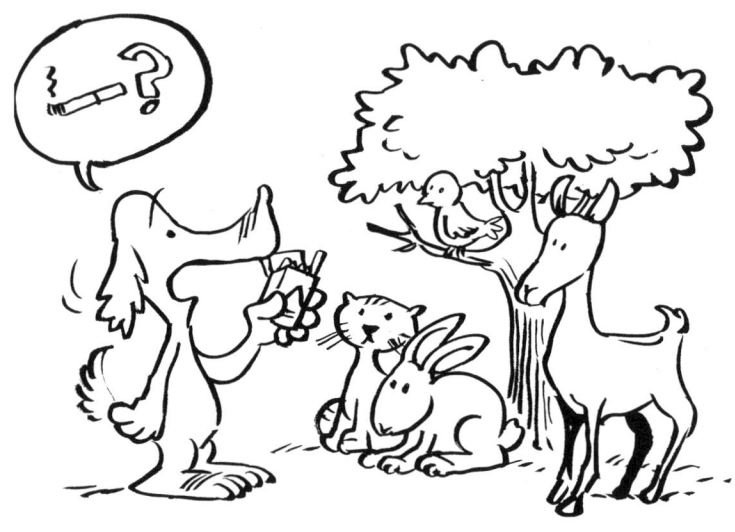

Um zu überleben, brauchen wir Luft, Wasser und Nahrung. Das Rauchen kommt in der Evolution nicht vor. Wir brauchen keine Zigaretten und keinen Rauch.

13. Was brauchen wir?

Was brauchen wir Menschen zum Leben? Der US-amerikanische Psychologe Abraham Maslow (1908 bis 1970) hat das in seiner so genannten »Bedürfnispyramide« gezeigt: Zuallererst brauchen wir Luft zum Atmen, Wasser zum Trinken, etwas zu essen, die Möglichkeit zu schlafen und uns fortzupflanzen. Damit können wir schon mal überleben – als Individuum und als Art. Haben wir das alles, bauen wir darauf auf: Wir brauchen ein Dach über dem Kopf, Sicherheit und ein regelmäßiges Einkommen. Dann brauchen wir menschliche Beziehungen, Liebe, Vertrauen und Kommunikation. Ist all das gegeben, streben wir nach sozialer Anerkennung, nach Erfolg, nach Ruhm und nach Selbstverwirklichung. Und natürlich nach einer Schachtel Zigaretten und einem Feuerzeug.

»Halt!«, kläfft Günter. »Das Rauchen kommt bei Herrn Maslow gar nicht vor!« Wieder gut aufgepasst, Schweinehund! Aber warum rauchen dann so viele? In Europa gibt es das Rauchen erst seit dem 16. Jahrhundert. Vorher hat es niemand vermisst. Vermutlich haben Indianer einmal Tabakpflanzen aufs Feuer geworfen und gemerkt, dass der Rauch etwas im Gehirn verändert. Doch gebraucht haben den Rauch auch sie nicht.

Suchtmittel können
kulturelle Funktionen
haben. Aber sie
sind und bleiben
Suchtmittel.

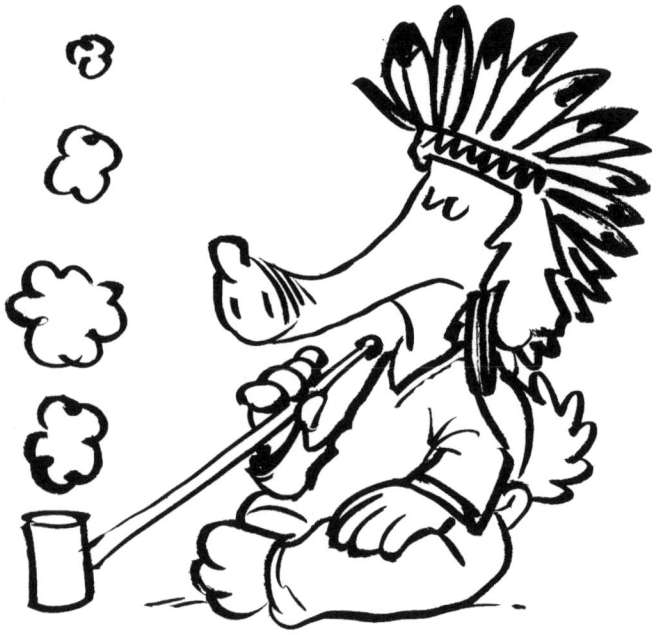

14. Kultur und Rituale

»Ja, aber Moment mal!«, protestiert Günter. »Für
die Indianer war Rauchen doch Kultur! Es war ein
Ritual! Genauso ist es für viele Raucher heute Kultur.« Stimmt, Günter! Rauchen ist Kultur. Wenn
man es dazu macht. Die Friedenspfeife der Indianer ist ein gutes Beispiel: Nach einer langen Feind-
schaft setzen sich die Streithähne zusammen und
rauchen. Tabak und Rauch verbinden die beiden
spirituell. Das ist, wie wenn sich zwei prügeln und
hinterher einen trinken. Dann verbindet sie der
Alkohol. In der Zivilisation gibt es viele Rituale mit
allerlei Substanzen: Brot und Wein, Wasser, Weih-
rauch ... Die Substanzen bekommen dabei einfach
eine Bedeutung angedichtet. Und schon wird die
Bedeutung wahr – wie bei einer »sich selbst erfül-
lenden Prophezeiung«. In vielen Kulturen werden
so Suchtmittel zu rituellen Krücken aufgebauscht.

Menschen brauchen Rauch aber nicht. Und weil
Indianer Menschen sind, brauchen auch Indianer keinen Rauch. Könnte es sein, dass auch die
Indianer den Tabak irgendwann zum ersten Mal
probiert haben und dann nicht mehr davon los-
kamen? Was für eine schöne Ausrede, Suchtmittel
als Kultur zu bezeichnen ...

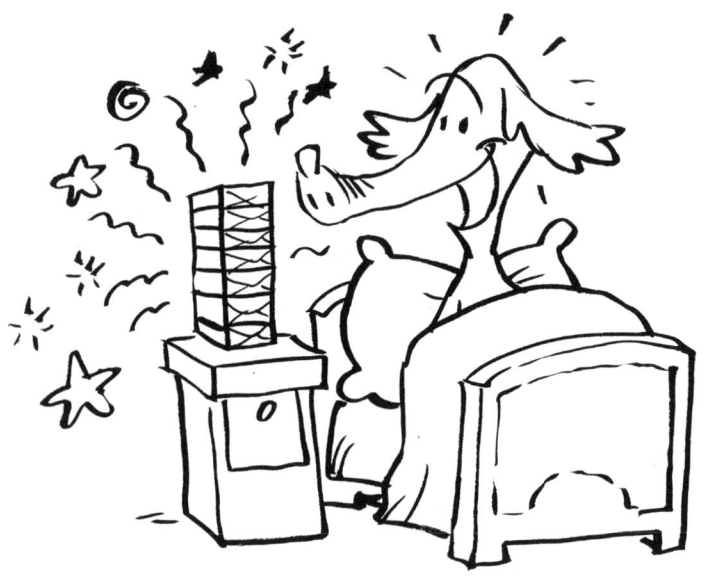

Wäre das Rauchen nicht schädlich,
würden viele Raucher weiterrauchen
wollen.

15. Zauberzigaretten

»Aber Rauchen ist doch ein kleiner Luxus«, sagt
Günter. »Wir brauchen es zwar nicht, aber gönnen
es uns ab und zu. Und außerdem: Ich rauche gern!
Ich bin frei, das Rauchen zu genießen!« Ja doch,
Günter. Machen wir ein Gedankenspiel.

Stell dir vor, jeden Morgen zaubert ein Magier
so viele Schachteln Zigaretten an dein Bett, wie
du willst. Zauberzigaretten, die nicht krank machen. Die nicht stinken. Die du ohne schlechtes
Gewissen immer und überall rauchen darfst. Das
Rauchen wird dich nicht umbringen, sondern du
wirst dein Leben bis ins hohe Alter genießen, fit,
gesund, sportlich und aktiv. Haut, Hirn und Herz
gesund, alles ohne Zipperlein und Problemchen.
Und weil der Magier dir jeden Tag deine Zigaretten herzaubert, kosten sie auch kein Geld. Na, wie
wäre das? Günter überlegt: »Ohne Schäden kostenlos rauchen? Au ja!«

Spannende Idee? Mehr als 90 Prozent der Raucher
wollen mit dem Rauchen aufhören – die meisten
ihrer Gesundheit zuliebe oder aus Geldgründen.
Doch wieso etwas loswerden, was ein kleiner
Luxus ist?

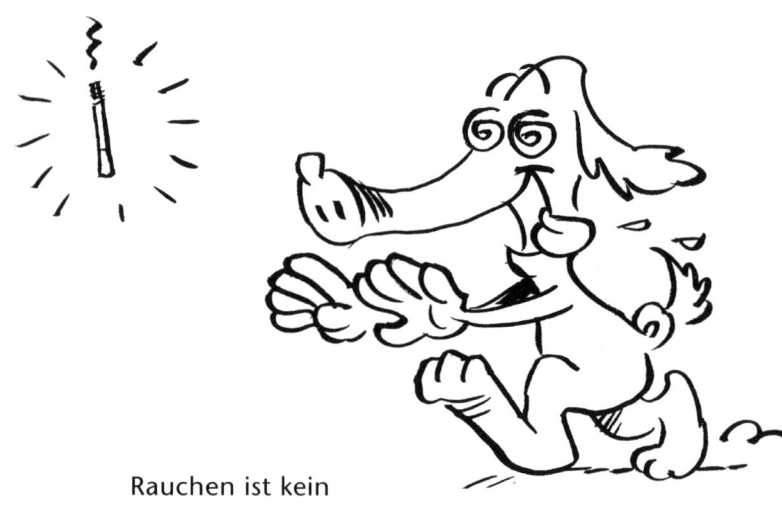

Rauchen ist kein
Luxus. Rauchern
fehlt ohne
Zigaretten etwas.

16. Spaghetti Bolognese

Kennst du den Unterschied zwischen dem Rauchen und einem kleinen Luxus? Stell dir mal dein Lieblingsessen vor. Was isst du besonders gerne? Spaghetti Bolognese? Oder etwas anderes? Wann hast du dein Leibgericht zum letzten Mal gegessen? Schon ein paar Tage oder Wochen her? Trotzdem geht es dir wahrscheinlich gut. Die Spaghetti fehlen dir nicht. Sie sind ein kleiner Luxus, den du dir ab und zu gönnst. Aber wann hast du dir zuletzt eine Zigarette »gegönnt«? Vor einer halben Stunde? Vor zwei Minuten? Und wie lange hattest du davor nicht geraucht? Tage oder Wochen? Nein! Wohl eher ein paar Stunden oder Minuten ...

Wie viele Zigaretten rauchst du täglich? Zehn? Zwanzig? Vierzig? Jeden Tag, viele Jahre lang. Stell dir nun vor, du müsstest mehrmals täglich Spaghetti Bolognese essen. Jeden Tag. Viele Jahre lang. Gute Idee? »Natürlich nicht«, motzt Günter, »die Spaghetti würden dir recht schnell zum Hals heraushängen!« Wie wahr, Herr Schweinehund! Du hast den Unterschied gefunden: Ein »kleiner Luxus« übersättigt schnell, Zigaretten aber nicht. Wenn du eine Zigarette geraucht hast, brauchst du nur eine Weile zu warten – und schon willst du wieder rauchen! Anscheinend rauchst du also nicht, weil du dir mit den Zigaretten einen »kleinen Luxus gönnst«, sondern weil dir ohne Zigaretten etwas fehlt ... »Aber was nur?«, grübelt Günter. Geduld, Herr Schweinehund!

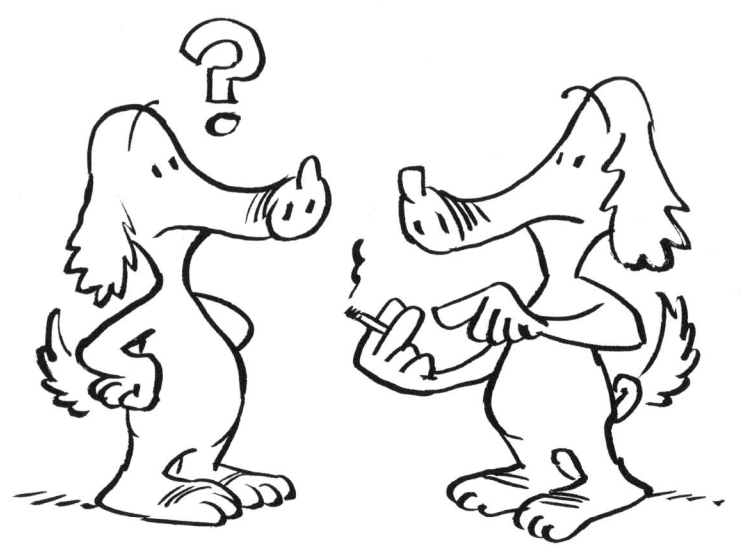

Nur Raucher brauchen das Rauchen. Denn nur Rauchern fehlt etwas, ohne zu rauchen. Nichtraucher haben kein Bedürfnis zu rauchen.

17. Gefühlte Gefühle

»Hm«, überlegt Günter. »Auf der einen Seite genießen Raucher das Rauchen. Auf der anderen Seite sind Nichtraucher froh, dass sie nicht rauchen. Wie kann das sein?« Spannende Frage! Das will der Reporter vom Mars auch gerne wissen.

Fassen wir kurz zusammen: Rauchen kommt in der Natur nicht vor. Die Menschen haben es nie gebraucht. Dann wurde der Tabak entdeckt und manche haben mit dem Rauchen angefangen, andere nicht. Wer mit dem Rauchen angefangen hat, braucht fortan täglich seine Zigaretten. Also wollen es die meisten Raucher wieder loswerden. Sie haben keine Lust darauf, dass das Rauchen krank macht und so viel Geld kostet. Und dabei rauchen sie eigentlich nur, weil ihnen ohne Zigaretten etwas fehlt.

Kennst du das Gefühl »Ich brauche eine Zigarette«? Was spürst du dabei, wie fühlt es sich an? Wie eine Art innere Leere? Ein Loch in Brust und Oberbauch? Wissen deine Hände nicht, was sie tun sollen, so dass du einfach eine rauchst? Und dann? Ist das doofe Gefühl jetzt für kurze Zeit verschwunden? Tolle Sache also, das Rauchen – ein echter Genuss! Aber: Nichtraucher kennen dieses Gefühl, eine Zigarette zu brauchen, überhaupt nicht! Also: Wie entsteht das Gefühl eigentlich?

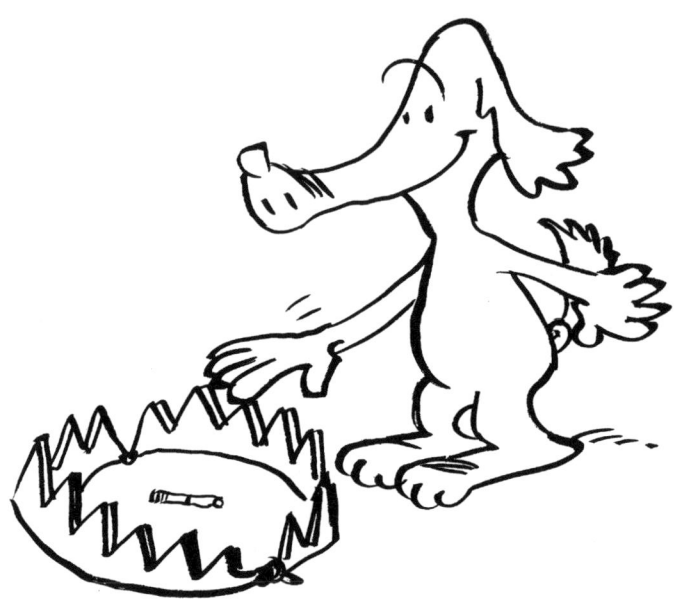

Raucher haben
das Bedürfnis zu
rauchen, seit sie
rauchen.

18. Mit dem Rauchen anfangen

Schauen wir noch mal in die Vergangenheit. Seit wann hast du das Gefühl »Ich brauche eine Zigarette«? Überleg mal: Hattest du es schon früher, als du noch nicht geraucht hast? Oder hast du es erst seit zwei Wochen? Seit Ostern vorigen Jahres? Seit deinem letzten Umzug? Oder zufällig erst, seitdem du rauchst?

Vermutlich hast du als Kind für die Mathearbeit gelernt, ohne dabei Zigaretten zu brauchen. Vermutlich bist du mit deinen Freundinnen und Freunden ganz ohne Schachtel und Feuerzeug herumgetobt. Und bei Langeweile hast du ganz ohne Kippe im Mund die Spur der Regentropfen am Fenster verfolgt. Irre, oder?

Als du dann mit dem Rauchen angefangen hast, ist etwas passiert. Was? Um das herauszufinden, schauen wir mit einer großen Lupe in die Vergangenheit. Machen wir eine Zeitreise! Was ist damals geschehen? Wie hast du zum ersten Mal Zigaretten ausprobiert und dich ans Rauchen gewöhnt? Aufpassen, Günter, es wird spannend!

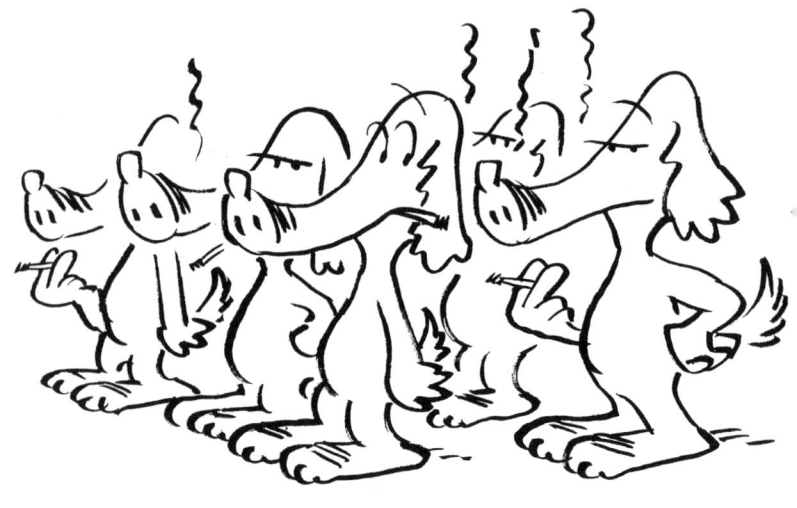

Kein Raucher hat das Rauchen selbst erfunden.
Raucher haben das Rauchen angefangen, weil
andere geraucht haben – ihre Vorbilder.

19. Die anderen

Warum hast du angefangen zu rauchen? Bist du selber auf die Idee gekommen, die getrockneten Blätter einer Giftpflanze in Papier zu rollen, ein Ende des Röllchens anzuzünden, das andere Ende in den Mund zu nehmen und den beißenden Rauch einzuatmen? Hast du das Rauchen erfunden? Oder hast du gesehen, wie andere geraucht haben, und es ihnen nachgemacht? Wer waren diese Vorbilder? Deine Freunde? Deine Eltern? Oder vielleicht sogar deine Lehrer?

Versuch mal, dich zu erinnern: Mit wem hast du deine ersten Zigaretten probiert? Wer waren deine Freunde? Wart ihr Kinder auf Fahrrädern im Wald oder Schüler an der Bushaltestelle? Wart ihr Jugendliche im Zeltlager? Wie alt warst du? Als du beschlossen hast, dass du es ausprobieren willst – was hast du dabei gedacht und empfunden? War es spannend? Aufregend? Warum hast du es damals probiert? Wolltest du so sein wie deine Freunde? Wolltest du deinen Gegnern die Stirn bieten? Wolltest du ein Geheimnis lüften?

Rauchen macht nicht cool.
Denn wer uncool ist,
wird auch durchs Rauchen
nicht cool.

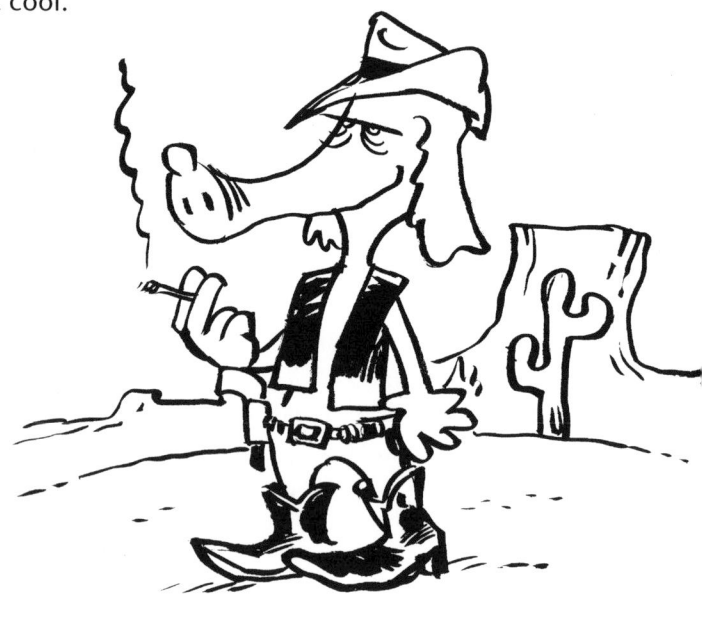

20. Cool wie ein Star

»Auch Stars sind Vorbilder!«, sagt Günter. Ja, stimmt. Erinnerst du dich noch an deine Idole aus Jugendzeiten, an die coolen Stars? Waren darunter nicht viele Raucher? Hast auch du rauchende Stars geliebt? Was hat damals wohl Günter gedacht? Womöglich: »Wenn dein Star raucht, muss Rauchen etwas Tolles sein!« Typische Günter-Logik …

Apropos: Hast du Lust auf ein bisschen Logik? Dann pass mal auf:

Aussage 1: »Mein Star ist cool.«
Aussage 2: »Mein Star raucht.«
Folgerung: »Um cool zu sein, sollte ich auch rauchen!«

Aber ist das wirklich logisch? Machen wir die Gegenprobe: Stell dir mal einen richtig schlechten Musiker vor, einen echt uncoolen Typen. Würde es dem helfen, wenn er rauchte? Könnte er so zum Star werden? Wohl kaum … Also sind coole Typen cool, weil sie coole Typen sind – nicht etwa, weil sie rauchen. Kann es also sein, dass auch die Coolen nicht rauchen, weil sie cool sind, sondern weil sie abhängig sind wie andere Raucher auch? »Klingt logisch«, murmelt Günter. Aber hallo!

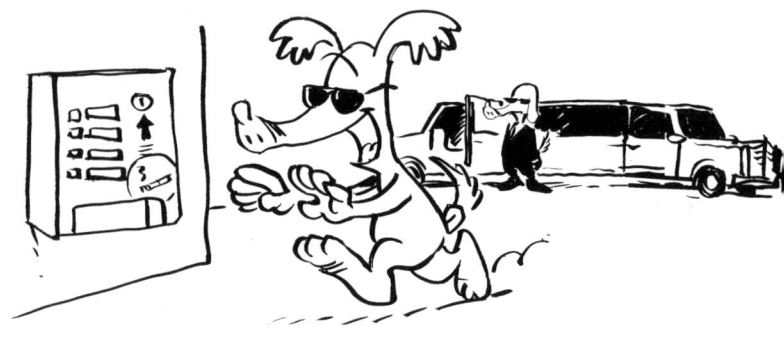

Auch rauchende Stars sind süchtig.
Wenn sie nicht rauchen, fehlt ihnen
das Rauchen. Du brauchst sie nicht
zu beneiden!

21. Süchtige Stars

Und jetzt stell dir einen richtig coolen Menschen vor, der von den Zigaretten nicht mehr loskommt. Am liebsten wäre er frei und unabhängig, fit und gesund. Aber dummerweise haben Raucher regelmäßig das Gefühl, eine Zigarette zu brauchen. So wird der Coole leider zum Dummen! Also, was tun? Die Abhängigkeit verheimlichen? »Könnte anstrengend werden«, befürchtet Günter. Ständig darüber nachdenken? »Wie lästig!«, findet Günter. Also dreht man doch einfach den Spieß um! Denn wenn coole Menschen behaupten, dass sie gerne rauchen, obwohl auch sie nur süchtig sind, glaubt man es ihnen – eben, weil sie cool sind. Ja, manchmal glauben sie es sogar selbst …

Manche Stars machen das Rauchen sogar zu einem Stilmerkmal! Klar: Wer sowieso gefangen ist, kann seine Handschellen auch gleich zum Markenzeichen erklären. Im Ernst: Von manchen Stars ist das Rauchen kaum wegzudenken. Sie treten mit Zigarette vor die Kameras, rauchen bei Konzerten und in Fernseh-Talkshows. Und Günter denkt jedes Mal: »Bei dem gehört das Rauchen zur Persönlichkeit!« Dabei hat der Star nur einen Weg gefunden, sich von seiner Sucht nicht so einschränken zu lassen – er lebt sie offen aus. Angriff ist eben eine prima Form der Verteidigung!

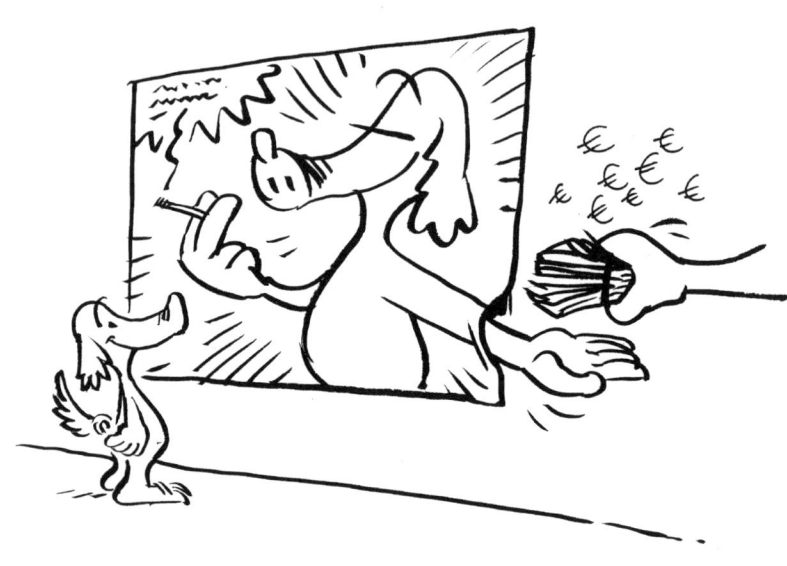

Bekannte Raucher machen
Nichtraucher zu Rauchern.
Das ist viel Geld wert.

22. Gekaufte Stars

Das Schöne an den Stars ist: Sie sind viel bekannter als deine Freunde! Deswegen sind sie für viel mehr Menschen Vorbilder – und deswegen sind die Stars auch so wichtig für die Leute, die Zigaretten verkaufen. Ja, manche Stars bekommen sogar Geld fürs Rauchen: Der Hollywoodschauspieler Sylvester Stallone (»Rambo«) hat zum Beispiel Anfang der 1980er-Jahre fürs Rauchen in Kinofilmen 500 000 Dollar bekommen. So kann man ganz viele Kinder zu Kunden machen! Und warum ausgerechnet die Kinder? Ganz einfach: Je früher jemand anfängt zu rauchen, desto eher bleibt er lange ein zuverlässiger, regelmäßiger Raucher. Wichtig ist die Zeit zwischen 13 und 17 – da haben die meisten Raucher angefangen. In dieser Zeit passieren spannende Dinge: der erste Kuss, der erste Urlaub ohne Eltern, das »erste Mal« … Und wenn Günter solche Abenteuer mit Zigarette erlebt, wird er sich später immer daran erinnern und sagen, rauchen ist schön. Günter-Logik eben!

Raucher machen Raucher. So wie Stäbchenesser Stäbchenesser machen und Fahrradfahrer Fahrradfahrer. Vormachen, nachmachen – und Günter erweitert seine kleine Welt. Prominente Raucher? Ganz normal! Rauchen ist eben cool!

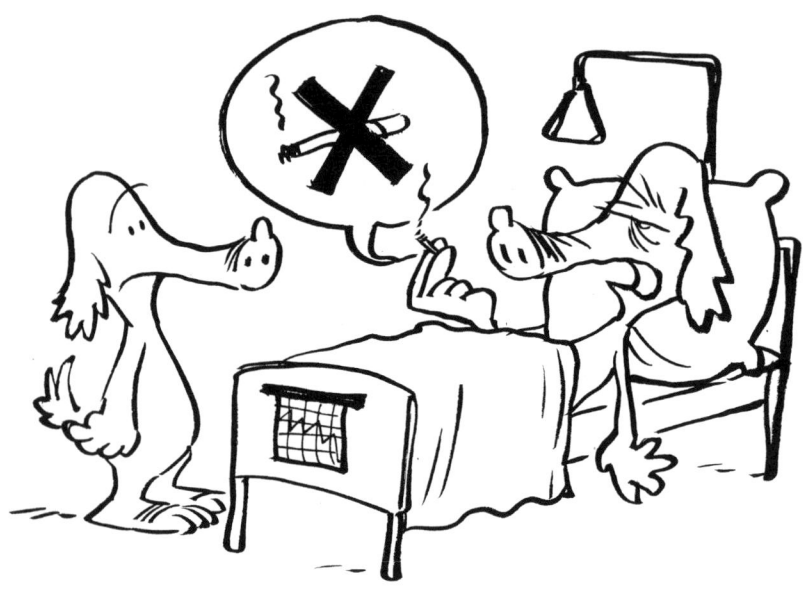

Viele Erwachsene warnen vor dem
Rauchen, obwohl sie selbst rauchen.
Weil sie diesen Widerspruch nicht
erklären, muss Günter ihn selbst lösen.
Also ausprobieren!

23. Warnungen? Spannend?

»Also los, auf zu neuen Ufern der Erfahrung: Werden wir Raucher!«, trompetet Günter dir ins Ohr. Aber ist es so einfach? »Na klar! Rauchen macht cool, wer raucht, gehört dazu. Nichts einfacher als das!« Hm, ganz so sicher war sich Günter damals aber auch wieder nicht. Gab es da nicht jede Menge Warnungen? »Lass die Finger davon«, sagen etwa Lehrer und Eltern. »Pfui, Spielverderber!«, motzt Günter, der gerade so schön dabei ist, Erfahrungen zu machen. Ein besonderes Rätsel ist ihm Onkel Gerd. Der sagt nämlich: »Fang nicht damit an, du wirst krank und kommst nicht mehr davon los.« Dabei raucht er aber selber, der Onkel Gerd! Und behauptet, es tut ihm gut! Komisch, der Onkel Gerd … Was soll das?

»Hm«, überlegt Günter. »Hier gibt es wohl ein Geheimnis zu lüften – wie spannend!!« Und weil keiner der Erwachsenen dieses Geheimnis erklären kann, will Günter Rauchen einfach ausprobieren. Ist doch klar!

Wer das Rauchen verbietet,
macht das Rauchen spannend.
Da wird Günter sehr, sehr
neugierig.

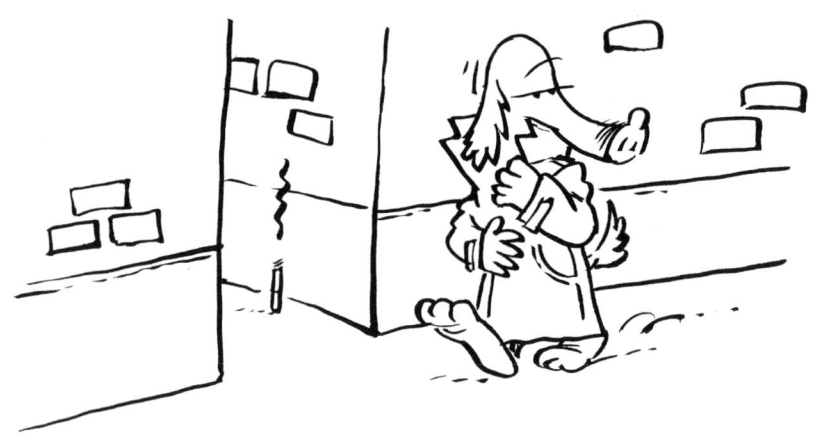

24. Rauchen verboten? Spannend!

Und nicht nur die Warnungen machen das Rauchen interessant, sondern auch die Verbote. Viele Erwachsene rauchen zwar selbst wie Fabrikschornsteine, verbieten es ihrem Nachwuchs aber. Ist ja auch logisch: Wie sollen rauchende Erwachsene denn anderen gegenüber klar sein, wenn sie das mit ihren zwei Stimmen im Kopf nicht mal sich selbst gegenüber sind? »Geht ja gar nicht«, sagt Günter. Richtig erkannt! Und weil die Raucher zu faul sind, diesen inneren Konflikt zu hinterfragen und zu lösen, verbieten sie ihren Kindern das Rauchen einfach: »Komm mir bloß nicht mit Zigaretten nach Hause!« Erwachsene machen es sich damit ziemlich leicht.

Rauchen verboten! Ohne Erklärung! Lässt Günter das auf sich sitzen? Was rät dir Günter, wenn Papa dir verbietet, aufs Garagendach zu klettern? »Schnell rauf aufs Garagendach!«

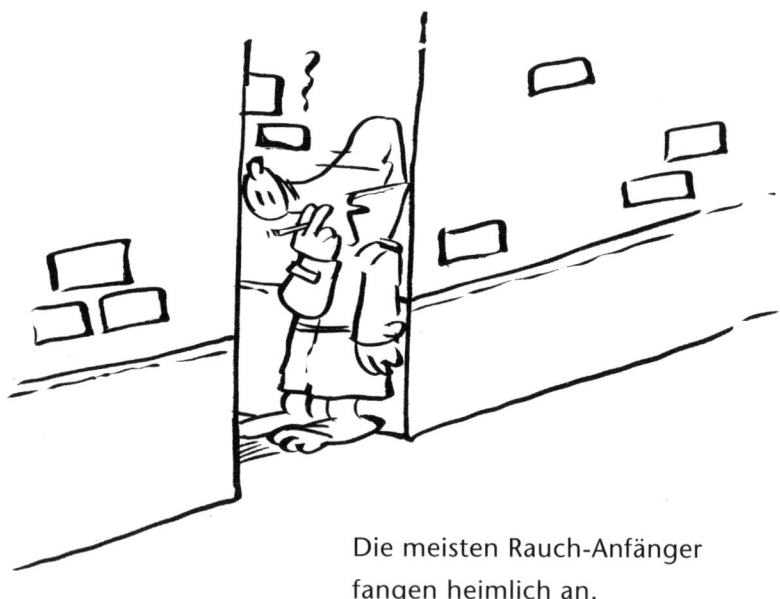

Die meisten Rauch-Anfänger
fangen heimlich an.

25. Heimlich anfangen

Also, das Rauchen ist gefährlich und verboten. Und weil die rauchenden Erwachsenen ihren inneren Widerspruch nicht erklären können, steigt Günters Spannung ins Unermessliche. »Na, jetzt aber!«, sagt Günter ganz aufgeregt.

Wie war es bei dir? Haben deine Eltern dich offiziell ins Rauchen eingeführt und dir zum 13. Geburtstag die erste Stange Zigaretten und ein Feuerzeug geschenkt? Gab es in der Schule ab Klasse 7 ein neues Unterrichtsfach mit dem Titel »Erwachsen sein«, und ihr habt im Chemiesaal unter dem Abzug verschiedene Marken ausprobiert?

Oder wart ihr ein paar Jungs und Mädchen hinter der Turnhalle, die sich heimlich Zigaretten vom Automaten geholt haben? Die schnell die Zigaretten ausgedrückt haben, wenn ein Lehrer kam? Und die schnell einen Kaugummi gekaut haben, um den Gestank zu überdecken, der sie verraten könnte? Habt ihr euch im Wald versteckt? Oder gab es auf dem Schulweg eine Parkbank, wo man gemütlich rumprobieren konnte? Habt ihr geheime Orte aufgesucht und das Rauchen wie eine Verschwörung unter Kinderdetektiven noch spannender gemacht?

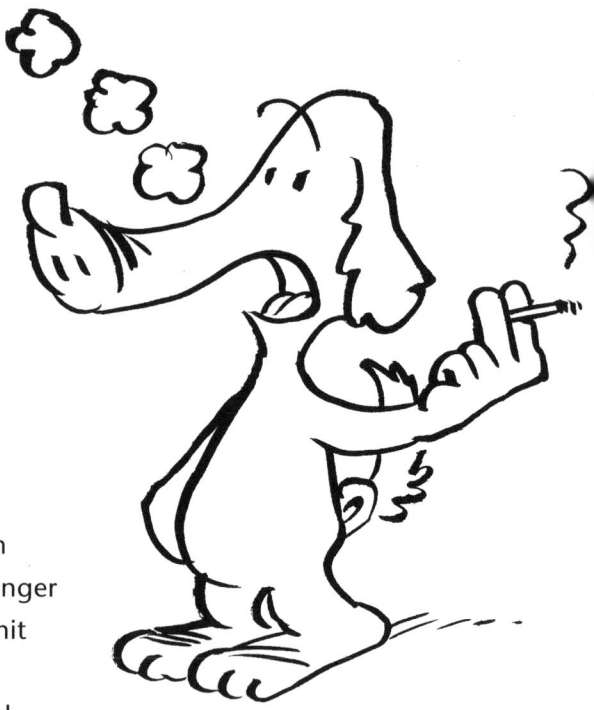

Die meisten
Rauch-Anfänger
beginnen mit
Paffen. Das
ist aber noch
kein richtiges
Rauchen.

26. Paffen

Und wie war das erste Mal? Erinnerst du dich an die erste Schachtel, die du geöffnet hast? Vielleicht hast du an den frischen Zigaretten gerochen – mmmh, was für ein aufregendes Aroma! Dann hast du eine Zigarette herausgenommen und gespürt: Sie ist ganz zerbrechlich und fühlt sich im Mund seltsam an.

Erinnerst du dich an das Klicken des Feuerzeugs und an deinen ersten Zug? Weil du am Anfang vorsichtig warst, hast du vielleicht erst gepafft: Du hast den Rauch noch nicht in die Lunge heruntergezogen, sondern nur in den Mund. Und dann hast du ihn gleich wieder rausgelassen. Weißt du noch? Wie hat es geschmeckt? Den meisten hat es fad und trocken geschmeckt, und Günter hat sich gewundert: »Das schmeckt ja doof. Davon kann man doch nicht süchtig werden!«

Bald hast du dann vielleicht gemerkt, dass die anderen ganz anders rauchen. Bei denen quoll der Rauch nicht wolkig aus dem Mund, sondern er kam in einem kräftigen Strahl aus der Lunge. Und Günter und die anderen sagten: »Du rauchst ja gar nicht richtig!« Der Rauch muss in die Lunge, wo er hingehört!

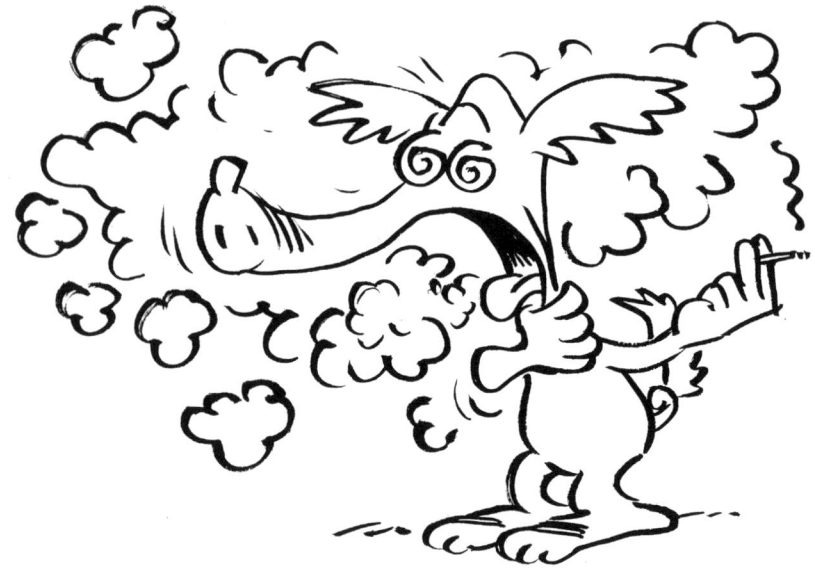

Die ersten Zigaretten auf Lunge sorgen für Übelkeit und Schwindel.

27. Die erste Zigarette auf Lunge

»Neues Projekt!«, kündigt Günter an. »Rauchen
auf Lunge!« Doch so einfach ist das gar nicht, den
giftigen Qualm herunterzuziehen. Wie war das bei
dir? Wollte der Rauch gleich runter? Oder half nur:
Augen zu und durch? Kennst du den Trick »Papa
kommt«? Da nimmt man Rauch in den Mund
und tut so, als bekäme man einen Schreck: »Huch!
Papa kommt!« Und schon ist der Rauch in der
Lunge.

Wie hat sich dein erster Lungenzug angefühlt?
Was hast du gespürt? Den meisten Rauch-Anfän-
gern wird schwindelig und übel, und sie müssen husten. Und wieder wundert sich Günter:
»Schmeckt nicht nur komisch, sondern macht
auch schwindelig – davon kann man doch nicht
süchtig werden!« Und er fragt sich: »Wie können
andere das Zeug nur genießen?« Wieder gibt es
eine Nuss zu knacken: Warum tut Rauchen erst
weh und dann kommt man nicht mehr davon los?
Das Rauchen scheint wohl irgendetwas im Körper
zu verändern. Nur was?

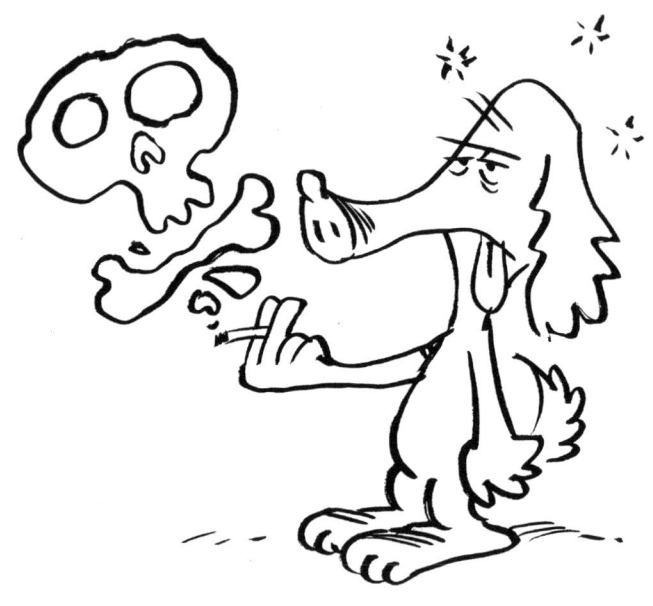

Nikotin ist ein Nervengift.
Es stört die Funktionen im
Gehirn.

28. Nikotin

Zigarettenrauch ist eine Mischung von vielen, vielen
Substanzen. Ein wichtiger Stoff im Rauch ist das Nikotin. Das kommt aus der Tabakpflanze, die sich mit dem
giftigen Nikotin eigentlich gegen Schädlinge schützen
will – so wie das die Brennnesseln mit ihrer Ameisensäure
machen. Weil Nikotin deine Gehirnfunktionen stört und
weil das Gehirn aus Nerven besteht, gehört Nikotin zu
den Nervengiften. Nikotin ist benannt nach dem fran-
zösischen Diplomaten Jan Nicot (1530 bis 1600). Er soll
den Tabak nach Frankreich gebracht haben.

Beim Paffen kommt nur sehr wenig Nikotin über die
Mundschleimhaut ins Blut und ins Gehirn. Darum hat
sich das nicht so schlimm angefühlt. Doch wenn du Nikotin inhalierst, gelangt viel mehr Nikotin ins Blut und
ins Gehirn – und zwar über die feinen Lungenbläschen.
Und zack: Sofort beginnt es zu wirken! Die Symptome
einer Nikotinvergiftung sind Übelkeit, Schwindel und
Kopfschmerzen – die Gefühle bei der ersten Zigarette auf
Lunge. Manche Raucher spüren diese Symptome übrigens
auch dann, wenn sie eine Weile nicht geraucht haben.

»Warum tun Lungenzüge aber heute nicht mehr weh?«,
fragt Günter. Weil dein Gehirn und deine Lunge sich inzwischen an das Nikotin gewöhnt haben. Wie das geht?
Schauen wir einmal in dein Gehirn. Zu Zeiten, als du
noch Nichtraucher warst.

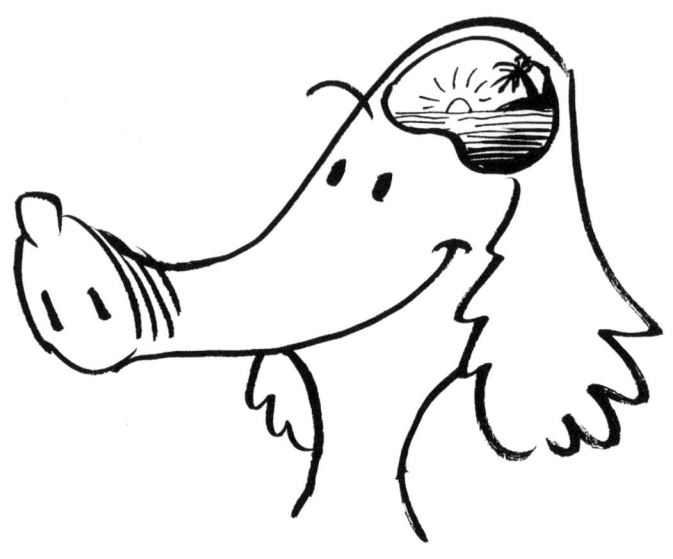

Dein Gehirn besteht aus
Nervenzellen. Die geben sich
gegenseitig Informationen.
Dadurch funktionieren dein
Körper, deine Gedanken, deine
Gefühle und Handlungen.

29. Nichtrauchers Gehirn

Hinter den Augen, zwischen den Ohren, hast du eine wabbelige Masse. Günter kann es sich zwar kaum vorstellen, aber genau diese wabbelige Masse ist dein Rechenzentrum, das deinen Körper, deine Gedanken und Gefühle steuert: dein Gehirn! Dein Gehirn verarbeitet alle Informationen, die du aufnimmst. Viel besser übrigens als ein Computer. Was du nicht alles im Kopf hast …

Unterm Mikroskop betrachtet, besteht dein Gehirn aus vielen Milliarden Nervenzellen. Die sind miteinander verbunden, um sich gegenseitig Informationen geben und sie weiterleiten zu können. Wenn du zum Beispiel einen schönen Sonnenuntergang siehst, erfährt dein Gehirn über die Augen davon. Und weil so ein Sonnenuntergang eine schöne Sache ist, sollst du das auch genießen. Also geben die Nervenzellen von der Abteilung Sehen an die anderen die Information weiter: »Alle mal herhören! Hier ist ein Sonnenuntergang! Bitte genießen – jetzt!« Und du fühlst dich gut. »Aaaaaah«, sagt Günter. »Was für ein schöner Sonnenuntergang!«

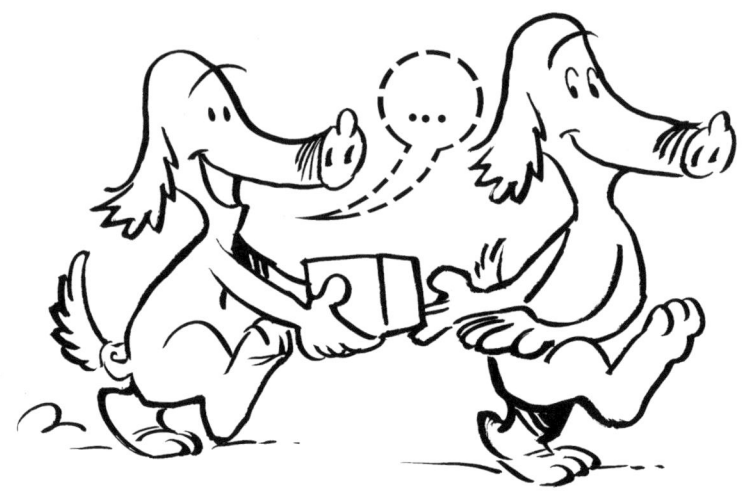

Die Nervenzellen kommunizieren miteinander, indem sie Botenstoffe austauschen. Botenstoffe sind wie leise Befehle. Weil deine Nerven empfindlich sind, genügen leise, zarte Töne.

30. Gemurmel und Geflüster

Wenn eine Nervenzelle der anderen etwas mitteilt, so kann sie das auf verschiedene Art tun. Zum Beispiel über Botenstoffe. Botenstoffe sind Substanzen, die Informationen tragen. Je nachdem, was dein Gehirn sagen will, hat es verschiedene Botenstoffe zur Auswahl: Fühl dich gut, werd müde, ärgere dich, krieg einen Schreck. Und weil deine Nervenzellen sehr empfindlich sind, genügen kleine Mengen von Botenstoffen, damit du dich verstehst. So ein Botenstoff ist wie ein leiser Befehl, der sich schnell herumspricht: »Pst, bitte wohlfühlen!«

Die Eingänge, durch die so ein Botenstoff in eine Nervenzelle hineingelangt, heißen in der Biologie »Rezeptoren«, das ist Lateinisch für »Empfänger«. Diese Rezeptoren funktionieren so ähnlich wie kleine Ohren: Sobald eine Information (in Form eines Botenstoffs) auf das Ohr trifft, kann das Ohr sie hören. Übrigens sind sie ziemlich empfindlich, die Rezeptoren. Darum brauchen wir auch kein Gebrüll im Gehirn. Flüstern genügt! Stell dir einen Markt mit viel Gemurmel und Geflüster vor – das ist dein Gehirn. Lauter zartes Geplauder ...

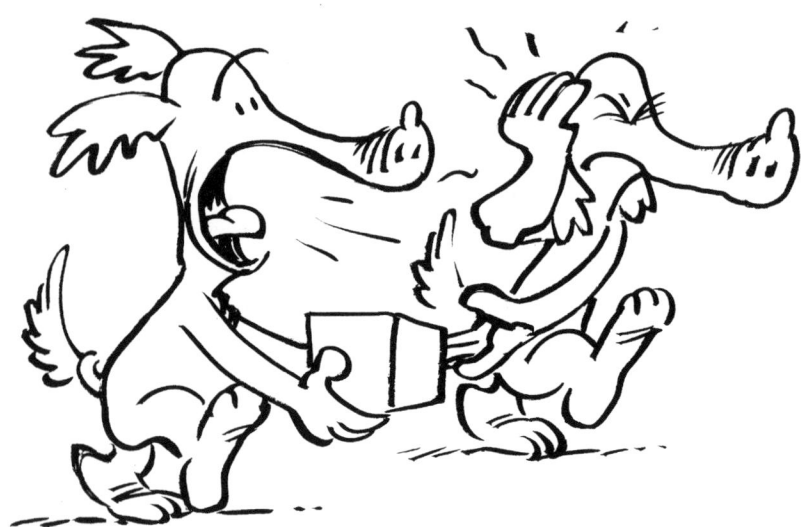

Weil deine Nervenzellen sehr
empfindlich sind, wollen
sie Ruhe. Sie ertragen keinen
Lärm. Lärm tut weh.

31. Ruhe bitte!

So einem Gehirn geht es gut mit seinem Geflüster.
»Fühl dich wohl …«, »Werd nachdenklich …«,
»Ruf Tante Greta an …« Alle Nervenzellen reden
leise miteinander, und dein Körper, deine Gedanken und Gefühle funktionieren. Der Austausch auf
deinem Gehirn-Marktplatz ist sehr rege und macht
großen Spaß. Nichts fehlt, das Leben ist schön.
Nur eines wollen deine Nervenzellen nicht: Gebrüll. Weil deine Rezeptoren-Ohren empfindlich
sind, gilt in deinem Gehirn: »Ruhe bitte!« Und solange sich alle daran halten, geht es dir gut.

Hast du schon mal so lauten Lärm gehört, dass
es weh tat? Stell dir vor, in deinen leisen, mur-
melnden und flüsternden Gehirn-Marktplatz
dröhnt eine ohrenbetäubende Schiffshupe.
»Böööööööh!« Was passiert? »Das tut weh«, sagt
Günter. Richtig! Du würdest dir wahrscheinlich
mit den Fingern die Ohren zuhalten. Aber deine
armen Rezeptoren-Ohren haben keine Finger – sie
können sich nicht sofort schützen. Aua!

Nikotin wirkt auf ein
Nichtrauchergehirn wie
unerträglicher Lärm.

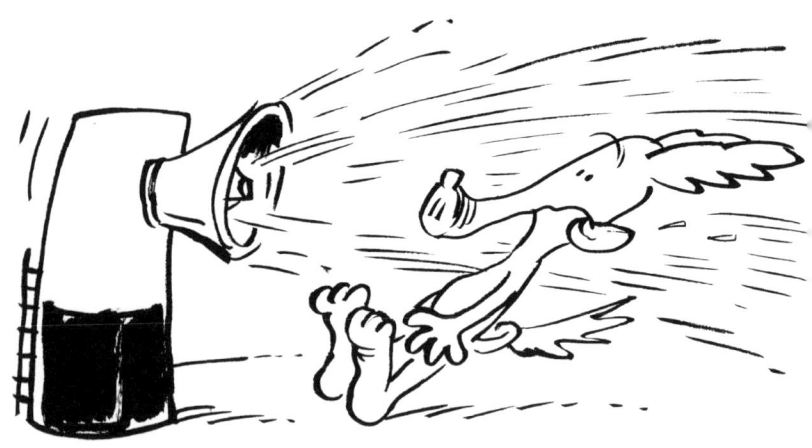

32. Die Schiffshupe

»Und was hat das Ganze mit dem Rauchen zu tun?«,
fragt Günter. Ganz einfach: Genau den Lärm hast du
erlebt, als du die ersten Zigaretten auf Lunge geraucht
hast. Wo sonst nur harmlose leise Botenstoffe in deine
Nervenzellen gedrungen sind, ist nun das mega-riesen-
übel-starke Nervengift Nikotin mit voller Wucht hin-
eingedonnert. Böööööööh! Wie eine Schiffshupe. Und
deine Rezeptoren-Ohren konnten sich erst mal nicht
dagegen schützen – sie waren zu überrascht und hatten
keine Gelegenheit, sich Gedanken über Schutzmechanismen zu machen.

Günter denkt nach. »Das heißt, dass das Nikotin an
den gleichen Stellen in die Nervenzellen dringt wie die
Botenstoffe ...« Richtig, Günter. Weiter? »Und weil das
Nikotin viel stärker ist als die Botenstoffe, tut es der
Nervenzelle weh?« Genau! Die Nervenzelle ist überreizt,
überfordert. Es ist zu viel für sie.

Nikotin wirkt auf dein Gehirn wie schlimmer Lärm.
Und weil dein Gehirn dem Krach hilflos ausgesetzt
war, haben die Nervenzellen den Befehl weitergegeben:
»Aua! Das tat weh.« Und was hast du gespürt? Kopfschmerzen, Schwindel, Übelkeit – die Symptome einer
Nikotinvergiftung! Damit hat dein Körper auf die Gift-
dosis reagiert. Das war zu der Zeit, als du noch nicht
rauchen konntest.

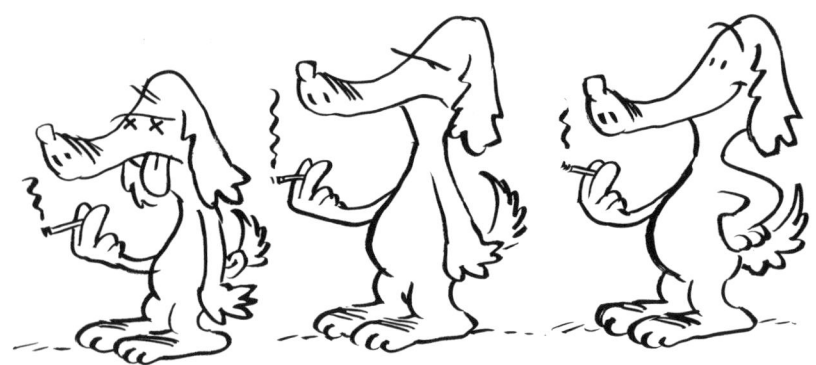

Rauch-Anfänger üben das Rauchen.
Innerhalb einiger Wochen wirken
Zigaretten immer weniger schlecht.

33. Üben, üben, üben

Günter fand das damals natürlich gar nicht lustig.
Was soll denn das, dass dir die Zigaretten wehtun,
während die anderen schon ganz große und ganz
echte Raucher sind? Frechheit, dass die Großen
an der Bushaltestelle stehen und lässig-locker ihre
Fluppen durchziehen, während du peinlich her-
umhustest und dir von Lungenzügen noch ganz
schwummrig wird! Wie kannst du denn da den
anderen gegenübertreten? Dich selbst noch mit
Hochachtung im Spiegel anschauen? Für Günter
war die Sache klar: »Dann musst du das Rauchen
eben so lange üben, bis du es kannst!« Wie eben
bei anderen Dingen auch, die du in deine kleine
Welt hereinholst.

Üben, üben, üben! Erinnerst du dich? Bei den
meisten Rauchern dauerte es einige Wochen lang.
»Hey, ich habe gestern ganze drei Zigaretten geschafft!« oder »Auf der Party gestern habe ich sogar schon fünf geraucht!« Das war die Zeit, als du
dich an das Nikotin gewöhnt hast. Die Zigaretten
haben immer weniger schlecht geschmeckt, und
du hast das Nikotin immer besser ertragen.

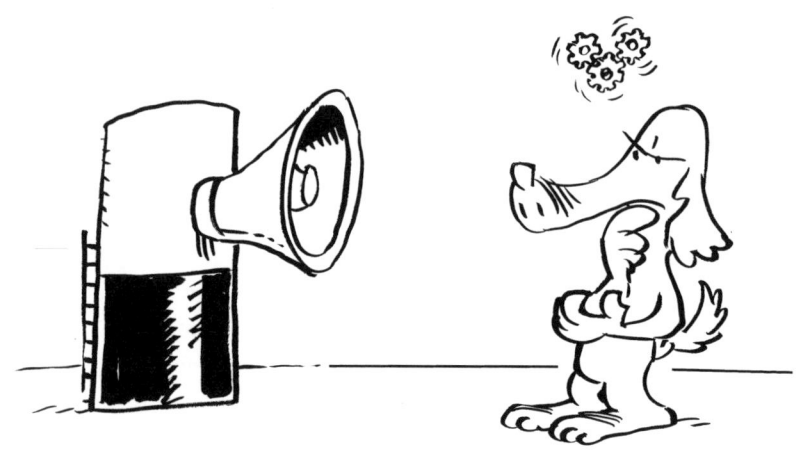

Weil du dein Nichtrauchergehirn über längere Zeit mit Nikotin beschossen hast, mussten deine Nervenzellen über Schutzmechanismen nachdenken.

34. Hilfe!

Was ist in dieser Übungszeit neurobiologisch passiert? Du hast deine Nervenzellen immer wieder mit Nikotin beballert. Immer wieder hast du die Schiffshupe eingeschaltet, in der Hoffnung, den Lärm bald ertragen zu können. Deine Nervenzellen haben gelitten, um Hilfe geschrien und mit Kopfschmerzen, Schwindel und Übelkeit reagiert. Und natürlich haben deine Nervenzellen bald geahnt, dass die Quälerei kein Ende mehr nimmt, sondern dass du damit weitermachen wirst.

Inzwischen hatten die Nervenzellen aber auch Zeit, über Schutzmechanismen nachzudenken, und einige Nervenzellen sind dabei tatsächlich auf eine spannende Idee gekommen: Eigentlich ist es ganz einfach, sich vor Lärm zu schützen! Was meinst du wohl, was die geschundenen Nerven getan haben, um den Krach besser zu ertragen? Stell dir mal vor, du stehst neben einer Schiffshupe, die jeden Moment loshupen und dir das Trommelfell zerfetzen kann. Was würdest du zur Vorbeugung tun?

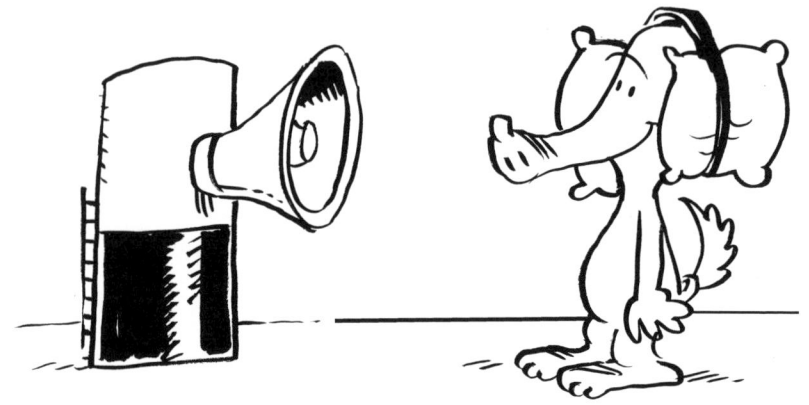

Um sich vor dem Nervengift Nikotin zu schützen, machen die Nerven sich unempfindlich. Raucher ertragen Zigaretten, weil ihre Nervenzellen sich gegen das Nikotin abgehärtet haben.

35. Neurobiologischer Lärmschutz

»Haben sich die Nervenzellen etwa Watte in ihre Rezeptoren-Ohren gestopft?«, fragt Günter. Guter Gedanke, Schweinehund! Um sich gegen den Lärm zu schützen, mussten die Nervenohren gegen den Lärm unempfindlich werden: quasi mit Wattepfropfen! Also haben die Nervenzellen der Reihe nach angefangen, sich die Ohren zu verstopfen. Erst die erste Nervenzelle, dann die zweite Nervenzelle, dann die dritte. Bis alle dicht waren, hat es ein paar Wochen gedauert – eben genau die Übungszeit bis zur ersten Zigarette ohne Übelkeit. Und weil der Nikotinlärm durch die Watte nun nicht mehr mit voller Wucht durchdringen konnte, kam er immer leiser und erträglicher in deinen Nervenzellen an. Darum haben deine Zigaretten auch von Mal zu Mal weniger schlecht geschmeckt und von Tag zu Tag weniger Übelkeit, Schwindel und Kopfschmerzen erzeugt.

Auch heute noch hast du diese Wattepfropfen in den Ohren: einen Schutzwall gegen die starken Impulse des Nikotins.

Weil die Nervenzellen sich gegen die starken Impulse des Nikotins abgehärtet haben, kommen die Informationen der Botenstoffe nicht mehr an. Sie sind zu leise, um den Schutzwall zu durchdringen.

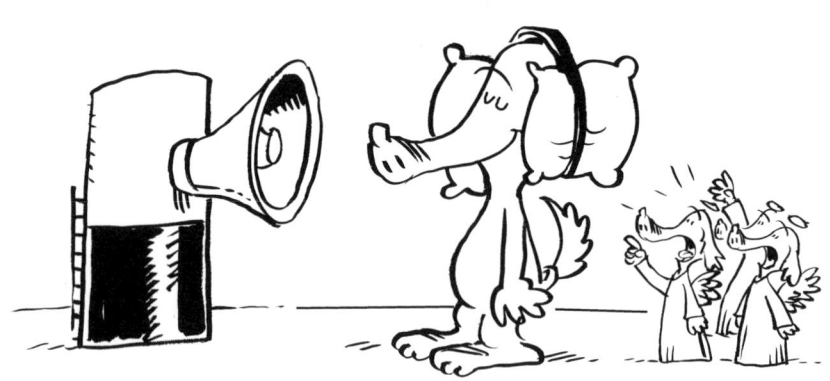

36. Watte in den Ohren

Irgendwann waren alle Ohren voller Wattepfropfen. Seitdem tun dir die meisten Zigaretten nicht mehr weh. Dein Gehirn hat sich geschützt. »Super!«, sagt Günter. »Endlich kann ich rauchen!« Stimmt: Du erträgst seitdem ein hochgefährliches Nervengift. Ob du zu beneiden bist? Tausende junger Schweinehunde wollen das auch und trainieren das Rauchen an Bushaltestellen und in Wäldern, auf Parkbänken und hinter Sporthallen. Sie wollen Raucher werden und endlich so rauchen können wie du! Würdest du ihnen raten, es so zu üben wie du damals?

Leider haben die Wattepfropfen in den Ohren eine dumme Nebenwirkung auf die übrigen, natürlichen Botenstoffe in deinen Nerven. Rate mal, welche, Günter! Günter kombiniert: »Diese Botenstoffe sind nun zu leise.« Wie bitte? Hast du was gesagt? Günter lauter: »Die natürlichen Botenstoffe sind jetzt zu leise!« Hallo? Spricht da jemand? »Ja, Günter hier!«, brüllt Günter sauer. Aber, Günter! Warum sprichst du so leise? Du bist kaum zu verstehen! »Ich spreche nicht leise!«, schreit Günter und brüllt: »Hast du etwa Watte in den Ohren, oder was?« Na klar doch ...

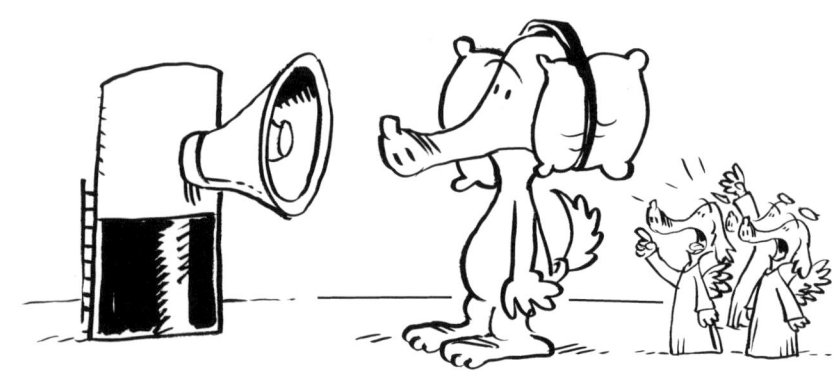

Weil du rauchst, entgehen deinem
Gehirn Botenstoffinformationen.
Darum fühlen sich Raucher leer, wenn
sie nicht rauchen. Es fehlt ihnen was.

37. Stille und Leere

Würde Günter nicht so schreien, wäre er nicht zu verstehen – seine normale Stimme ist zu leise, um durch die Wattepfropfen zu dringen. So ähnlich geht es Rauchern, wenn sie gerade nicht rauchen, also mal keinen Nikotinlärm durch die Wattepfropfen in ihre Rezeptoren-Ohren schicken: Die normale Lautstärke der Botenstoffe ist viel zu leise! Stell dir vor, du kommst zu einem Sonnenuntergang, und dein Gehirn schüttet die passenden Botenstoffe aus, die jetzt aber viel zu schwach sind, um deine Wattepfropfen zu durchdringen ... Menschen ohne Watte im Gehirn können das Schauspiel also genießen. Du nicht mehr. »Gemeinheit!«, erbost sich Günter.

»Aber warum bleibt die Watte im Ohr?«, fragt sich Günter. Ganz einfach: Stell dir vor, die Schiffshupe neben dir verstummt, könnte aber jederzeit wieder losgehen. Nimmst du deine Finger sofort aus den Ohren? »Natürlich nicht«, grummelt Günter. Siehst du! Erst wenn du ganz sicher bist, dass die Hupe ausgehupt hat, nimmst du die Finger wieder raus. So ist das auch in deinem Gehirn: Wenn du nicht rauchst, bleiben deine Rezeptoren noch eine Weile zugestopft. Sie haben Angst vor dem Lärm. Und weil deine Nervenzellen in dieser Zeit zu wenige Botenstoffinformationen empfangen, signalisieren sie dir: »Hier fehlt doch was!«

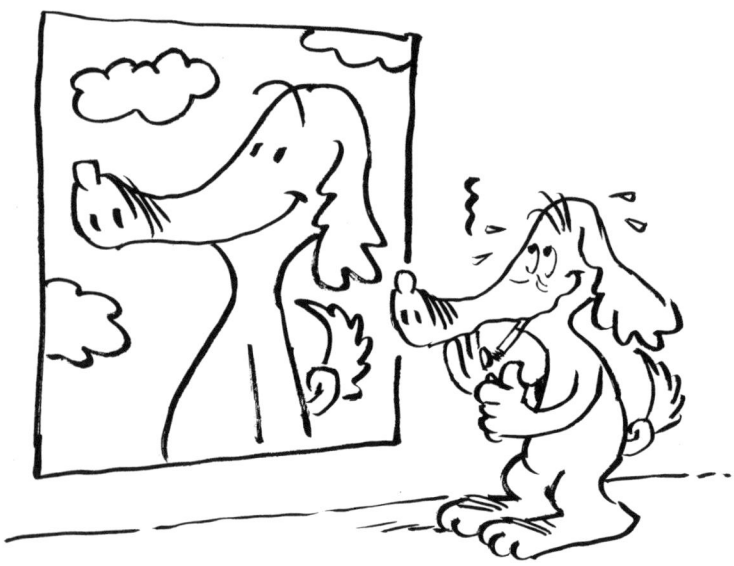

Raucher empfinden ständig eine Leere.
Nikotin tut Rauchern kurzfristig gut, weil es
so tut, als wäre es ein Wohlfühlbotenstoff.
Raucher rauchen, um sich zu fühlen wie
Nichtraucher.

38. Rauchen »tut gut«

»Ist ja doof, ständig so eine Stille zu haben!«, sagt Günter. Klar. Nur leider haben sich Raucher diesen Zustand selbst herbeitrainiert: Die zugestopften Rezeptoren-Ohren können kaum noch hören, denn ihnen fehlt etwas Wichtiges: die sanften Streicheleinheiten von Botenstoffen, die jeder Nichtraucher erleben darf. Stattdessen empfinden Raucher ständig so ein lästiges Gefühl ...

Kennst du das Gefühl: »Ich will jetzt eine rauchen«? Genau das ist die Leere in den Nervenzellen! Das ist die Stille! Dir fehlt eigentlich etwas! Dieses dumme Gefühl haben Nichtraucher nicht, sie kennen es gar nicht! Kein Wunder: Schließlich haben sie auch keine Wattepfropfen im Gehirn. Aber Raucher kennen es. Und sie wollen diese blöde Leere wieder loswerden. Was hilft dabei, Günter? »Eine Zigarette!« Klar: Wenn du jetzt rauchst, donnert das Nikotin wieder in die Wattepfropfen, und die schwächen es ab. Und in deiner Nervenzelle kommt ein Ton an, der ungefähr so leise ist wie ein Wohlfühlbotenstoff. Die Rezeptoren hören lieber leise Nikotin als gar nichts! Sie brauchen das Zeug, weil ihnen sonst etwas fehlt ...

Die ständige Leere der Raucher
ist lästig und nervt. Und jede
Zigarette sorgt dafür, dass die
Leere wiederkommt.
Solange die Nerven sich gegen
Nikotin schützen, fehlt dir
ständig etwas.

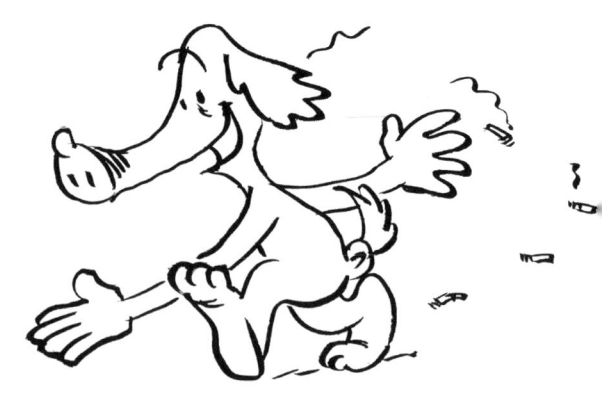

39. Rauchen wollen? Nicht müssen!

»Na prima«, sagt Günter, »dann kann Nikotin also ein Wohlgefühl herzaubern. Bleib doch einfach Raucher: Schnell her mit der nächsten Zigarette!« Nein, Günter, bitte rauch jetzt erst mal keine Zigarette – wir machen gleich gemeinsam einen kleinen Test. Du darfst gespannt sein!

Übrigens: Weil Nikotin in Wirklichkeit ein Gift ist, baut es dein Körper so schnell wieder ab, dass auch die Wirkung schnell verblasst. Was aber bleibt, sind die Wattepfropfen im Gehirn: Deine Nerven müssen sich ja immer wieder schützen! Also brauchst du immer wieder Nikotin, das die Watte durchdringt und dir diese komische Wohlfühl-Illusion vorspielt. Und Günter ist überzeugt: Rauchen tut gut. Nur: Wie wäre es, wenn du das Bedürfnis zu rauchen gar nicht mehr hättest? Stell es dir mal andersherum vor: Dauernde Zufriedenheit anstelle einer lästigen Leere im Kopf, die dich immer wieder unzufrieden macht und wie ferngesteuert rauchen lässt. Na, wäre das was?

»Kann man die Pfropfen überhaupt je wieder rausnehmen?«, fragt Günter ängstlich. Ja, kann man, keine Sorge. Doch zuerst ein kleines Märchen.

Raucher haben
ein Monster,
das sie ständig
nervt. Das ist der
Wildschweinwolf.
Nur wenn sie den
Wildschweinwolf
mit Nikotin füttern,
fühlen sie sich so
ausgeglichen wie
Nichtraucher.

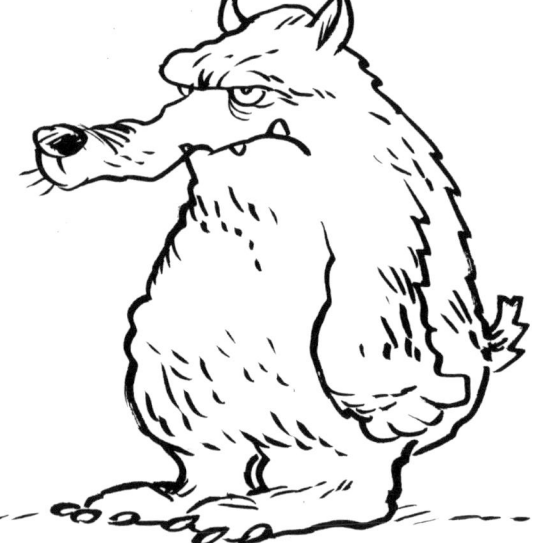

40. Der Wildschweinwolf

Mitten im tiefen, tiefen Wald lebt ein böses, böses Monster: der Wildschweinwolf. Dieses Monster hat ein Viertel der Menschen versklavt. Die Menschen müssen dem Monster ständig Nikotin zu fressen geben. Sonst fängt das Monster an, sie mit miesen Gefühlen zu quälen. Weil das Monster gefräßig ist, belästigt es seine Sklaven dauernd. »Gib mir Nikotin«, grunzt das Vieh. Die Sklaven gehorchen. Ihr ganzes Leben ist zerstückelt: Das Monster unterbricht sie bei allem, stört sie beim Genießen und beim Konzentrieren. Diesen Sklaven geht es erst dann gut, wenn sie die Bestie mit Nikotin gefüttert haben – dann ist ihr mieses Gefühl kurz weg.

Der König sucht schon lange einen tapferen Ritter, der dem Monster den Kopf abschlägt. Aber die Sklaven sagen: »Wir füttern die Bestie gerne, weil wir dann kurz Ruhe haben.« Das sagen sie, weil sie sich in diesen Momenten so fühlen können wie Menschen, die keine Sklaven sind. Kannst du dir solche Leute vorstellen, Günter? »Gibt's doch gar nicht«, sagt Günter und muss ganz schön lachen.

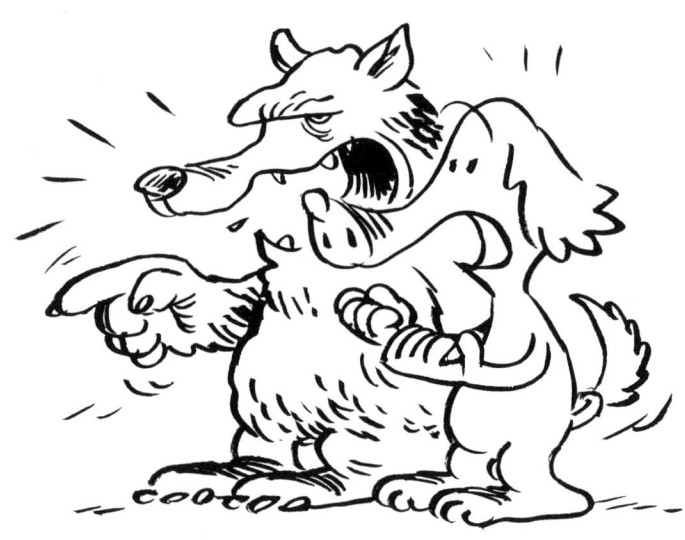

Raucher haben zwei Stimmen im Kopf.
Günter, der das Richtige will, und den
Wildschweinwolf. Rauchen Raucher nicht,
quält sie der Wildschweinwolf. Darum
müssen Raucher ständig rauchen.

41. Zwei Stimmen im Kopf

Raucher sind das Leben mit dem Monster gewöhnt. Je früher sie mit dem Rauchen angefangen
haben, desto schwerer erinnern sie sich an die
Zeit, als sie das Monster noch nicht hatten. Darum
halten Raucher den Wildschweinwolf für normal.
Sie haben ihn in ihre kleine Welt aufgenommen.
Und da spielt er jetzt den dicken Max.

Als Nichtraucher hattest du nur eine Stimme im
Kopf. Was ist heute, wenn du eine Weile nicht
geraucht hast? Sagt da eine zweite Stimme leise:
»Rauch eine«? Dann etwas lauter: »Rauch eine«?
Sie geht dir auf den Geist, und du willst, dass sie
weg ist. Aber sie wird immer lauter, bis du endlich
eine Zigarette rauchst. Dann schweigt sie kurz. Das
ist der Wildschweinwolf! Du fütterst ihn ständig
mit Nikotin, damit du dich so fühlen kannst, wie
ein Nichtraucher sich sowieso ständig fühlt: ohne
das Gefühl, dass etwas fehlt.

»Aber dann rauchen Raucher ja nur, um sich so zu
fühlen wie Nichtraucher!«, wundert sich Günter.
Ein kluger Schweinehund ...

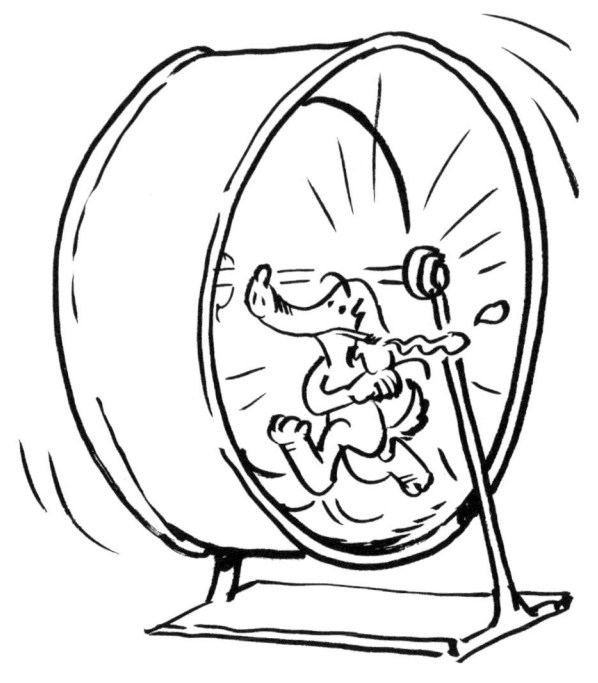

Rauchen ist eine Kettenreaktion.
Eine Zigarette führt zur nächsten.
Nikotin beseitigt nur kurz die
unschönen Gefühle, die die
vorige Zigarette erzeugt hat. Eine
ziemlich sinnlose Sache.

42. Die Kettenreaktion

Leider gibst du dem Monster mit dem Nikotin die Kraft, dir bald wieder miese Gefühle zu machen. Du fütterst die Bestie, und sie lässt dich kurz in Ruhe. Das tut dir gut, weil es dich für einen Moment entlastet. Die Anspannung verschwindet kurz, wenn das Monster aufhört, dich zu nerven. Aber weil das Nikotin den Körper sehr schnell verlässt, hat der Wildschweinwolf bald schon wieder Hunger. Was tut er also? »Gib mir Nikotin!«, nervt er dich dann …

Und wenn du mal nicht rauchst? Dann wird der Wildschweinwolf langsam böse! Erinnerst du dich an die Wattepfropfen? Deine Nerven hören keine Botenstoffe und brauchen Ersatz! Also nervt dich der Wildschweinwolf, immer mehr und mehr und mehr – bis du es leid bist und dem Monster nachgibst. Du rauchst. Das Monster ist satt und zufrieden und schwirrt ab. Und du hast kurz deine Ruhe: »Aaaaaah, tut das gut!«, sagt Günter. Doch das Nikotin verlässt den Körper wieder ziemlich schnell. Der Wildschweinwolf wird wieder hungrig, deinen Nerven fehlt wieder der Botenstoffersatz, du empfindest wieder Stille. Und so weiter …

Was für ein Hin und Her! Was für eine sinnlose Kettenreaktion! Und weil Günter das alles irgendwann für normal hält, glaubt er, rauchen würde guttun.

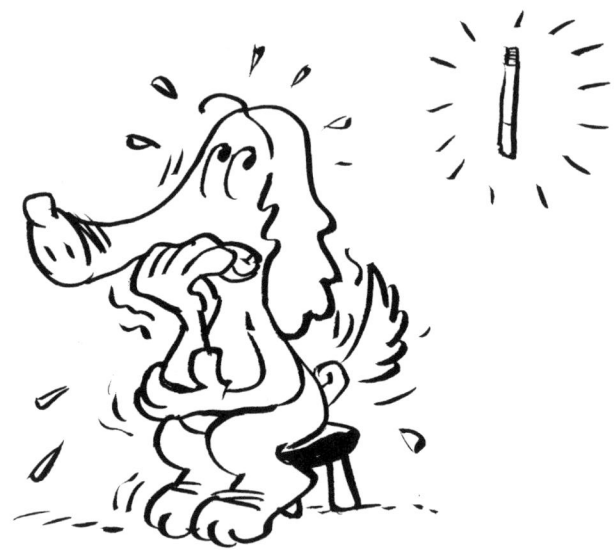

Wenn du den Bedarf
nach einer Zigarette
spüren willst, brauchst
du nur eine Weile
nicht zu rauchen.

43. »Ich brauche eine Zigarette!«

Wie fühlt sich das eigentlich genau an, das Gefühl: »Ich brauche eine Zigarette«? Was spürst du, wenn die Bestie nervt? Wo im Körper ist dieses Gefühl? Spürst du es in den Kniekehlen oder am Rücken? In der Nase oder auf den Fußsohlen?

Lass uns rauskriegen, wie das Gefühl ist. Mit einem kleinen Test. Hast du etwa eine Dreiviertelstunde keine Zigarette geraucht? Prima. Dann kannst du den Rest dieses Kapitels überspringen und gleich beim nächsten Kapitel weiterlesen.

Wenn du innerhalb der vergangenen Dreiviertelstunde geraucht hast, dann lies noch dieses Kapitel zu Ende. Danach legst du das Buch für 45 Minuten weg. Ganz wichtig: ohne zu rauchen! Hör Musik, schau ein bisschen fern, telefonier mit einer Freundin oder einem Freund, schreibe einen Einkaufszettel, häng die Wäsche auf, geh ein paar Schritte raus, trink eine Tasse Kaffee – ganz egal, solange du dabei nicht rauchst. Lass Zeit vergehen. Nach 45 Minuten liest du weiter.

Viele Raucher empfinden
den Bedarf nach einer
Zigarette als inneres
Leeregefühl.

44. Reine Gefühlssache ...

Es geht weiter! Hast du Lust, eine zu rauchen?
Wenn nein, dann warte noch eine Dreiviertelstunde, ohne zu rauchen, und leg das Buch noch
einmal weg. Lies bitte erst weiter, wenn du das Gefühl hast, eine rauchen zu wollen. Wenn das nicht
mehr geschieht, hast du bereits gewonnen und
kannst das Buch sofort an einen lieben Raucher
verschenken.

Und? Hast du jetzt Lust, eine zu rauchen? Was
spürst du dabei? Das Gefühl, das du jetzt hast, ist
das Verlangen deiner Rezeptoren im Gehirn nach
Wohlfühl-Informationen. Weil du aber durch die
letzten Zigaretten noch Watte in deinen Rezeptoren-Ohren hast, fehlt dir etwas, das ein Nichtraucher nicht braucht: Nikotin! Viele Raucher
empfinden dieses Gefühl als eine leichte Leere in
der Brust und im Oberbauch, ein Gefühl, das sich
ein wenig wie Hunger anfühlt – eine Art Vakuum,
als hätten sie einen schwachen Staubsauger in
sich. Das tut nicht weh, ist aber auch nicht schön.
Also wird man dadurch nervös und unruhig.

Bitte lies auch die folgenden Kapitel, ohne zu
rauchen.

Nikotinentzug ist ein
harmloses, schwaches
Leeregefühl, das nicht
einmal weh tut.

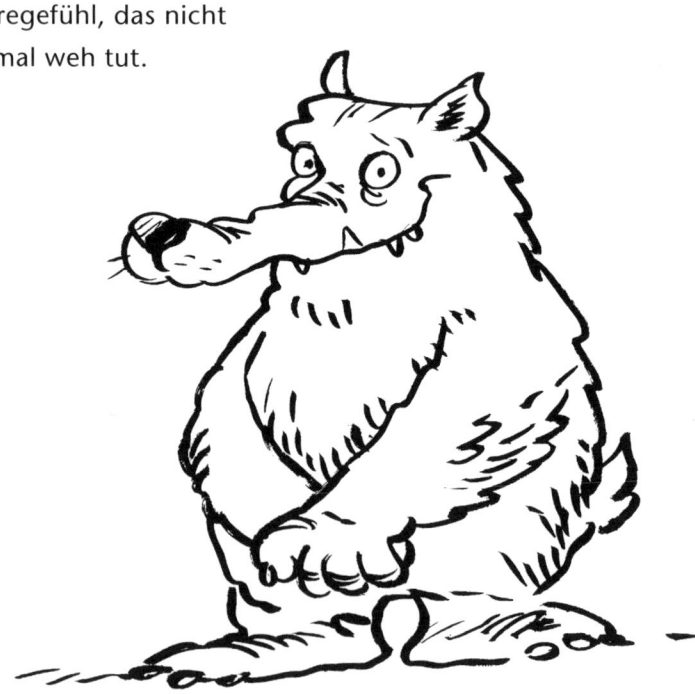

45. Schlimm?

Und? Wie ist das so, dieses Leeregefühl zu haben?
Tut es weh? Schreist du vor Schmerzen? Weinst
du? Rinnt dir der Schweiß von der Stirn? Wird der
Blick trüb? Fällt dir vor lauter Zittern das Buch
aus der Hand? Läuft die Nase? Wachsen dir dicke
schwarze Haare auf dem Handrücken? Wirst du
aggressiv und cholerisch? Geben die Muskeln auf,
und die Knie knicken weg? Treten deine Augen aus
den Höhlen? Bekommst du Nasenbluten? Hast du
Durchfall? Steigt deine Körpertemperatur? Hast
du juckende Ausschläge? Schnappst du nach Luft?
Fallen dir Zähne oder Haare aus? Wirst du ohn-
mächtig? Nein? Nichts davon?

Das Gefühl »Ich will eine rauchen« besteht nur aus
innerer Unruhe und einer leichten Leere. Schlimm
ist es nicht. Es ist ein bisschen unangenehm, und
darum will niemand so ein Gefühl haben. Es ist
das Entzugssymptom beim Rauchen, und es ist
lästig. Mehr nicht. Deine Rezeptoren-Ohren hören
schlecht, und das ist ihnen unangenehm. Sie seh-
nen sich nach leisen, zarten Tönen. Das ist alles.
Siehst du: Der Wildschweinwolf ist harmloser, als
er tut! Er kann dir im Grunde gar nichts.

Bitte lies weiter, ohne zu rauchen.

Schlaflosigkeit, Schwindel und Aggressionen sind keine echten Entzugserscheinungen beim Rauchen. Ob man beim Nikotinentzug leidet oder nicht, ist eine mentale Frage.

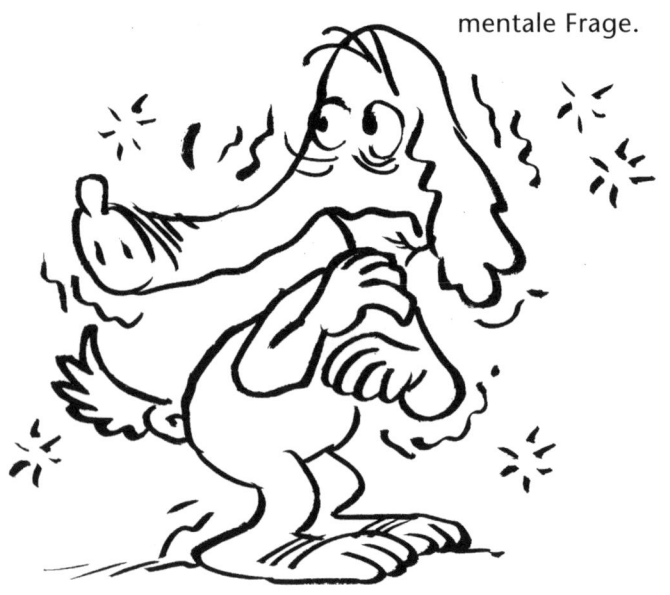

46. Der Horror-Entzug

»Aber es gibt doch so viele, die sich elend lange quälen, wenn sie mit dem Rauchen aufhören«, wendet Günter ein. Was beschreiben diese Leute denn für Entzugserscheinungen? Manche sprechen von Schlaflosigkeit, Schwindel, Aggressionen. Andere hingegen werfen ihre Zigaretten und Feuerzeuge auf den Müll und sind vom ersten Moment an glücklich und frei. Wie kann das sein?

»Vielleicht indem sich die einen darauf konzentrieren, dass ihnen etwas fehlt, während es den anderen egal ist?« Kluger Gedanke, Günter! Stellen wir uns mal vor, wir sperren einen Raucher in eine Gefängniszelle. Ohne Zigaretten. Einen Raucher, der sonst eine, zwei oder drei Schachteln am Tag raucht. Wie geht es dem Raucher nach zwei Tagen? Schlecht? Gut? Kommt drauf an! Manche gehen die Wand hoch, andere bleiben entspannt. Und warum? Weil sich die einen reinsteigern, während die anderen locker bleiben! Aber dazu später mehr.

Wie geht es dir jetzt? Du rauchst seit einiger Zeit nicht. Alles klar? Oder gehst du die Wand hoch? Nein? Brauchst du auch nicht. Gleich darfst du rauchen!

Bevor du testest,
wie Rauch
schmeckt, solltest
du es ohne
Anzünden üben.

47. Ein kleiner Test

Du hast jetzt seit einiger Zeit nicht geraucht.
Prima! Dann lass uns jetzt noch einen kleinen Test
machen: Wie schmeckt es, eine zu rauchen?

Steck dir bitte zunächst eine Zigarette in den
Mund, ohne sie anzuzünden. Dann sauge
durch die Zigarette kurz ein wenig Luft in den
Mundraum (aber bitte nicht einatmen!) und nimm
die Zigarette wieder heraus. Anschließend pustest
du die Luft wieder aus und atmest ganz normal
weiter. Du paffst sozusagen trocken. Damit es
gleich klappt, wenn du die Zigarette anzündest.

Zieh noch mal an der kalten Zigarette. Jetzt lass
die Luft zwanzig Sekunden im Mundraum stehen
und atme durch die Nase, am Mund vorbei. Jetzt
schlucke kurz. Merkst du, wie die Luft nun vom
Mund in die Nase kommt? Atme die Luft durch
die Nase aus.

Um herauszubekommen,
wie rauchen schmeckt
und riecht, genügt es,
Rauch zu paffen.

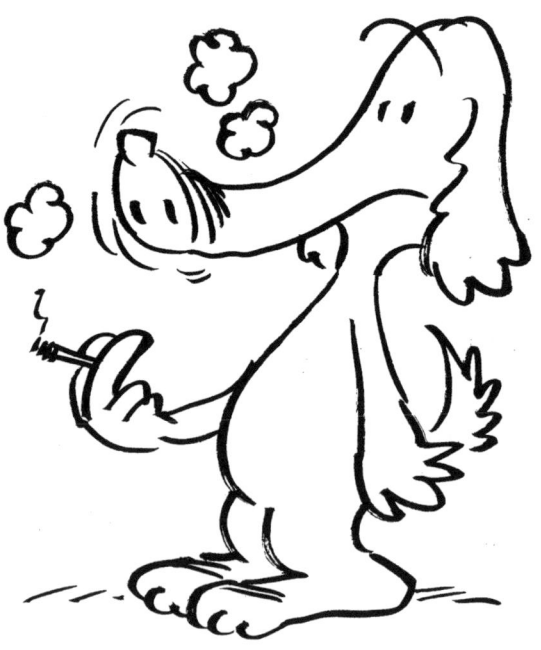

48. »Rauchen ist Geschmack«

Jetzt steck dir die Zigarette in den Mund und zünde sie an. Mach genau das Gleiche wie im vorigen Kapitel, nur eben mit Rauch. Zieh den Rauch von der Zigarette in den Mundraum. Bitte nicht inhalieren! Nicht in die Lunge ziehen! Stattdessen pustest du den Rauch gleich wieder aus. Wie schmeckt das? Beschreib's dir mal.

Zieh noch einmal Rauch in den Mund. Jetzt nimm die Zigarette raus, schließ den Mund und atme durch die Nase weiter. Lass den Rauch im Mund stehen und zähle die Sekunden. Einundzwanzig, zweiundzwanzig, dreiundzwanzig, vierundzwanzig, fünfundzwanzig … Und? Siebenundzwanzig, achtundzwanzig, neunundzwanzig, dreißig … Den Rauch schön drin behalten! Einunddreißig, zweiunddreißig, dreiunddreißig, vierunddreißig, fünfunddreißig, sechsunddreißig, siebenunddreißig … Und? Lass den Rauch weiter im Mund, er setzt sich jetzt langsam auf deine Geschmackssinneszellen, die du im Mund hast. Achtunddreißig, neununddreißig, vierzig, einundvierzig, zweiundvierzig … Was schmeckst du? Und jetzt schlucke mal, so dass der Rauch in deine Nase dringt und deine Geruchssinneszellen streift. Was riechst du? Jetzt atme den Rauch durch die Nase aus.

Na, wie schmeckt und riecht Rauchen? (Bitte warte mit dem Inhalieren noch.)

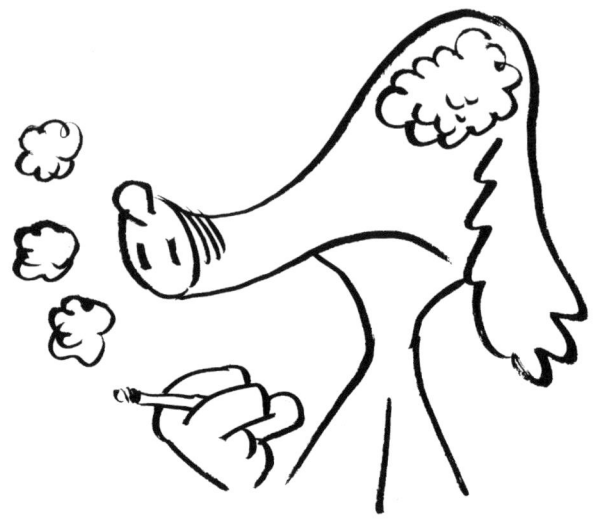

Wie Rauchen schmeckt,
spüren wir in Mund
und Nase. Wie Rauchen
physiologisch wirkt,
spüren wir beim
Inhalieren – dadurch
dringt Nikotin ins
Gehirn.

49. Geschmack oder Physiologie?

»Bäääh!«, schimpft Günter. »So schmecken also Freiheit und Abenteuer? Pfui bah!« Na ja. Manche Tabakhersteller erzählen eben Quatsch, Günter. Aber du kennst ja jetzt die Wahrheit.

Weiter im Test! Jetzt darfst du »ganz normal« rauchen. Zieh an der Zigarette und zieh den Rauch jetzt einmal tief in die Lunge. Was spürst du? Ist es gut? »Oh ja«, grunzt Günter zufrieden. Aber warum? Was passiert jetzt in Wirklichkeit? Der Nikotinlärm dröhnt wieder in die Watte deiner Rezeptoren-Ohren! Dieses Gefühl, das du jetzt hast, bezeichnen manche Raucher als Geschmack. Doch sie irren sich: Dass Rauch nicht gut schmeckt, hast du ja eben getestet. Und in der Lunge gibt es keine Geschmacks- und Geruchssinneszellen, wohl aber Lungenbläschen, die das Nikotin aus dem Rauch nun ganz schnell ins Blut schaffen. Und von dort gelangt es zu den Nervenzellen – reine Psychologie! Was also zu schmecken scheint, ist in Wirklichkeit nur das gute Gefühl, wenn die doofe Leere nachlässt!

Und dann zähl mal deine Züge an der Zigarette: Nach wie vielen ist das Leeregefühl im Bauch wieder weg? Etwa schon nach zwei oder drei oder vier?

Zu viel rauchen tut nicht gut. Wer mehr raucht, als er braucht, spürt wieder die Vergiftungserscheinungen des Nikotins.

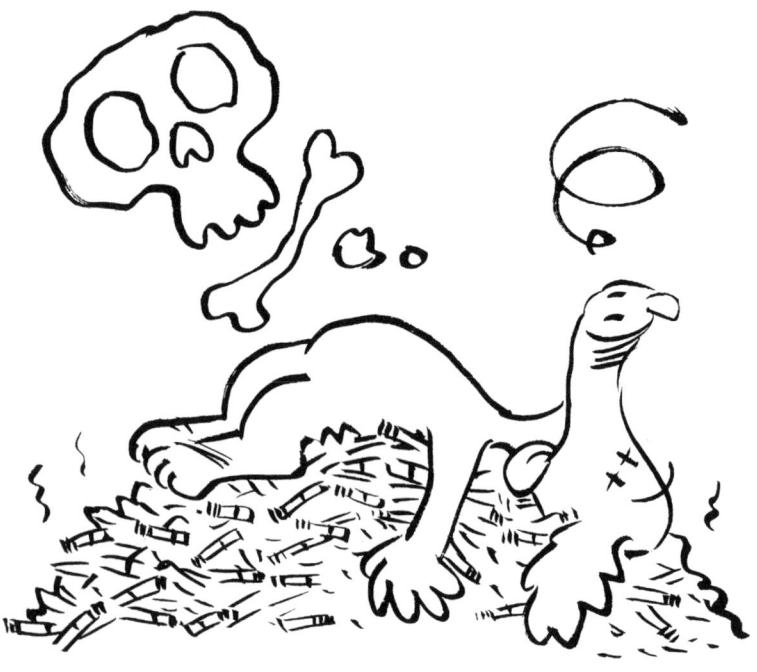

50. Zu viel des Guten

»Tut das gut«, sagt Günter. »Endlich eine rauchen!« Er lehnt sich entspannt zurück. Man kann also etwas gegen diese innere Leere tun. Es gibt zwei Möglichkeiten: Die erste ist, schnell eine zu rauchen – dann ist das Leeregefühl kurz weg. Zur zweiten Möglichkeit kommen wir später – sie ist viel besser, denn durch sie ist der Wildschweinwolf bald für immer still. Die meisten Raucher kennen nur die erste Möglichkeit. Günter kennt bald auch die zweite.

Jetzt aber weiter im Test! Wenn du mit der Zigarette fertig bist, dann zünde dir gleich noch mal eine an und nimm ein paar tiefe Lungenzüge. Und? Wie ist es jetzt? Tut es immer noch so gut wie bei der ersten Zigarette? Nein? Dann hast du dir jetzt mehr Nikotin angetan, als deine Rezeptoren gebraucht haben. Der Nikotinlärm ist jetzt so laut, dass er sogar deine Wattepfropfen durchdringt und in den Rezeptoren als Krach ankommt! Du hast den Wildschweinwolf überfüttert, so dass dir schlecht wird. Eine Überdosis! Schmeckt ein bisschen wie die Erste, oder?

Danke fürs Mitmachen! Du kannst jetzt wieder normal weiterrauchen.

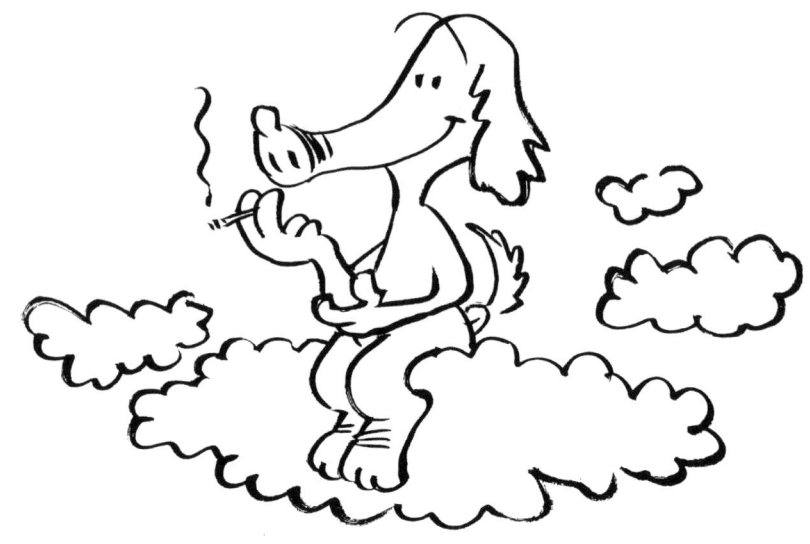

Raucher rauchen, um sich so
zu fühlen wie Nichtraucher.
Das empfinden sie als Genuss.

51. Die Sache mit dem Genuss

Fassen wir mal zusammen: Raucher genießen das Rauchen, weil das Nikotin kurz die Watte im Gehirn durchdringt und für ein Wohlgefühl sorgt. Nichtraucher dagegen finden das Rauchen ekelhaft. Warum? Weil sie keine Watte im Gehirn haben und weil das Nikotin in voller Wucht auf die Rezeptoren trifft. Aua! Und warum haben die Raucher Watte im Gehirn? Weil die Nervenzellen nach einigen Zigaretten begonnen haben, sich gegen das Nervengift Nikotin zu schützen.

Günter kombiniert: »Wenn ein Nichtraucher ab und zu raucht, schützen sich seine Nervenzellen dann auch bald gegen das Nikotin?« Na klar, Günter. Gelegenheitsraucher sind also ebenfalls suchtgefährdet. Und Günter kombiniert noch mal: »Dann hat auch er Watte im Gehirn und muss rauchen, um Wohlfühlbotenstoffe zu hören?« Genau! Dann fühlt er sich so, wie er sich als Nichtraucher sowieso immer gefühlt hat. Nur wenn er dann raucht, hat er kurz das Gefühl, dass ihm nichts fehlt.

Raucher sind nicht glücklicher
als Nichtraucher. Nichtrauchern
fehlt nichts. Sie haben keinen
Wildschweinwolf.

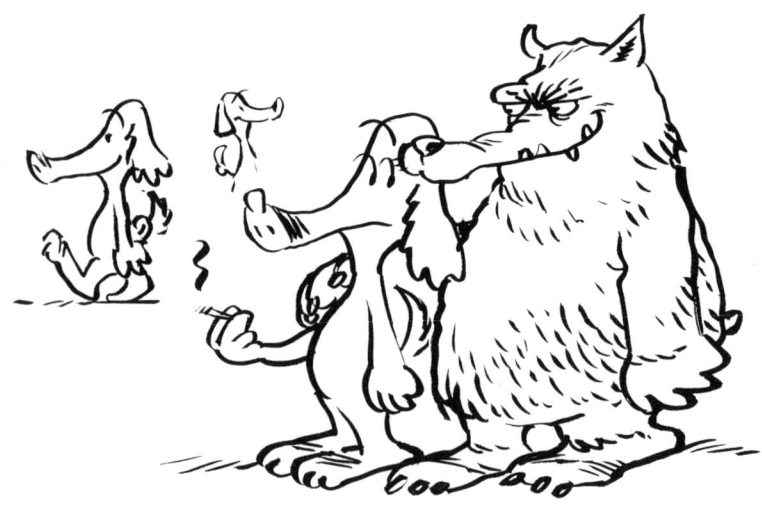

52. Was fehlt dem Nichtraucher?

Sag mal, Günter, wer ist eigentlich glücklicher: der Raucher oder der Nichtraucher? Oder besser: Was hat der Raucher, was der Nichtraucher nicht hat? Günter weiß sofort Bescheid: »Na, dem Nichtraucher fehlt die Entspannung in den Pausen! Ihm fehlt die Zigarette zur Konzentration! Und die zum Kaffee, die nach dem Essen ...« Moment, Günter. Erinnerst du dich an die Zeit, als du noch nicht geraucht hast? Hat dir da die Entspannung in den Pausen gefehlt? Oder die Zigarette zur Konzentration? Überleg mal: Ging es dir damals etwa nicht gut? »Doch, natürlich!«

Günter wird nachdenklich. Wenn nur Raucher das Rauchen brauchen, dann fehlt den Nichtrauchern ja gar nichts! Und was haben Raucher, was Nichtraucher nicht haben? »Husten?«, sagt Günter sofort. Zum Beispiel! Und die Entspannung von einem lästigen Leeregefühl, das Raucher nur deswegen haben, weil sie eben rauchen ...

Wie wäre es denn, wenn du das doofe Leeregefühl für immer los wärst?

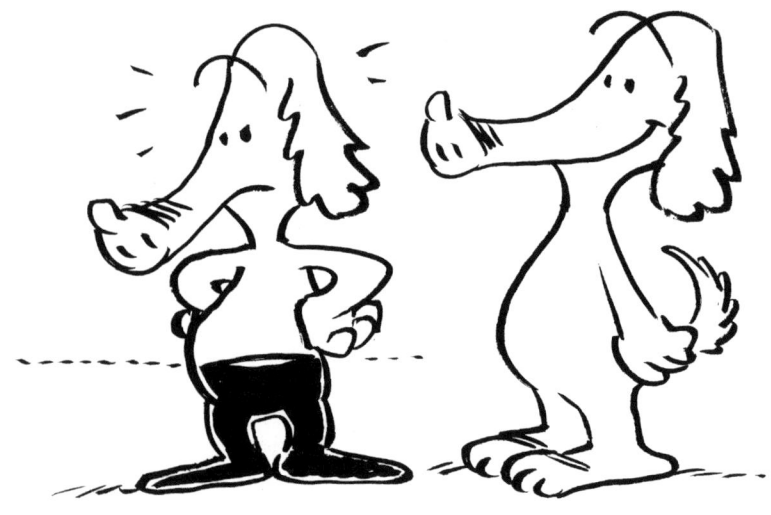

Das Leeregefühl entsteht nur,
wenn der Nikotinpegel sinkt.
Wer kein Nikotin im Körper hat,
hat keinen sinkenden Pegel und
darum auch kein Leeregefühl.

53. Was fehlt dem Ex-Raucher?

Und was fehlt dem Ex-Raucher? Stell dir mal vor, du könntest wieder so frei und unabhängig sein, wie du es früher schon mal als Nichtraucher warst. Ohne dass du ständig rausmusst zum Rauchen. Ohne dass du immer wieder dieses Gefühl hast, dass dir was fehlt. Wie wäre das?

Günter ist sich nicht ganz sicher. »Ob das ohne Zigaretten geht?« Na, dann überleg mal, Günter. Nur Raucher brauchen das Rauchen. Weil nur Raucher das doofe Leeregefühl haben. Doch das doofe Leeregefühl entsteht dadurch, dass dein Körper das Nikotin der vorangegangenen Zigarette abbaut. Dadurch verblasst die Wirkung des Nikotins, das durch deine Wattepfropfen im Gehirn durchgesickert ist und so getan hat, als sei es ein zärtlicher Botenstoff. Was aber, wenn du gar keinen Nikotinpegel mehr hättest? Was, wenn dieses ständige Auf und Ab von Nikotin ein Ende hätte und deine Nerven wieder die normalen Botenstoffe hören könnten? »Hm«, sagt Günter traurig. »Ich habe ihn aber nun mal, diesen Nikotinpegel.« Oooh, armer, schwarzer Schweinehundkater! Ob du wohl für immer ein dummes Gefühl haben musst?

Raucher leiden
ständig unter einem
lästigen Gefühl,
das sie zwingt,
Nikotin zu sich zu
nehmen. Das ist
eine Behinderung.

54. Behindertenausweis für Raucher?

Niemand will so ein Leeregefühl haben. Die Nichtraucher haben gut Lachen, denn sie kennen das Gefühl nicht. Nur die Raucher kennen es. Es zwingt sie ständig zu Unterbrechungen, nichts können sie am Stück tun und genießen. Immer wieder müssen sie rauchen.

»Kriegt man als Raucher eigentlich einen Behindertenausweis und darf kostenlos ins Kino?«, fragt Günter. Gute Frage. Wer ständig auf eine Droge angewiesen ist, ist ja schon irgendwie behindert. Aber deswegen kostenlos ins Kino? Helfen wir den Menschen lieber, ihre Behinderung loszuwerden! Dann können sie auch wieder lange Filme genießen, ohne im Kino zappelig zu werden. Nichtraucher können das – sie haben ja auch keine Wattepfropfen im Kopf.

»Verschwinden die Wattepfropfen denn auch mal?« Aber ja, Günter. Günter wedelt mit dem Ringelschwanz. Schon nach zwölf Stunden Nichtrauchen ist es zur Hälfte geschafft! »Nach zwölf Stunden?«, argwöhnt Günter. Na, pass mal auf! Gedankenspiel. Wir rechnen jetzt aus, wann du so viel Nikotin abgebaut hast, dass deine Nervenzellen die Wattepfropfen von alleine wieder rausnehmen.

Kettenrauchen tut
nicht gut, weil zu viel
Nikotin weh tut.

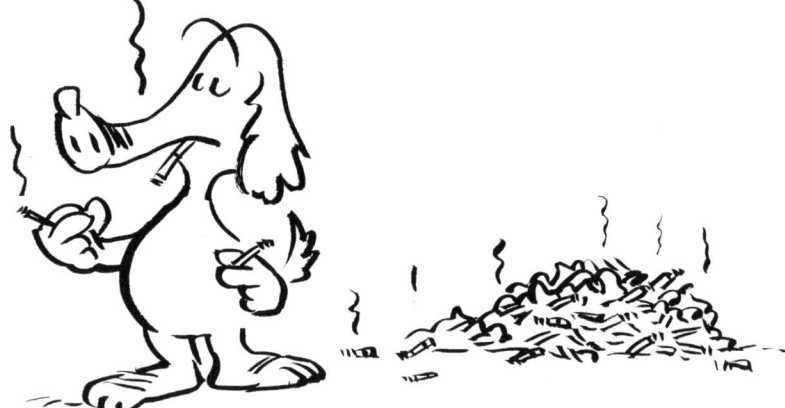

55. Rauchen im Fünf-Minuten-Takt

Stell dir vor, du rauchst eine Zigarette und rauchst fünf Minuten danach die nächste und fünf Minuten später noch eine. Wie ist das? »Nicht so gut«, sagt Günter. Richtig! Und weißt du auch, warum? Weil die erste Zigarette deinen Nervenzellen schon genug Nikotin verpasst hat. Das tut jetzt erst mal so, als sei es ein zärtlicher Wohlfühlbotenstoff. Darum brauchst du jetzt erst mal kein weiteres Nikotin. Bedarf gedeckt!

Damit du wieder Nikotin brauchst und damit das Nikotin dann auch Wohlfühlbotenstoff spielen kann, muss dein Körper erst mal das Nikotin von eben abbauen. Wenn du jetzt gleich wieder rauchst, landet so viel Nikotin in deinem Gehirn, dass es sogar die Wattepfropfen überfordert. Es dringt als Lärm durch und tut deinen Rezeptoren-Ohren weh. Darum tut Kettenrauchen nicht gut.

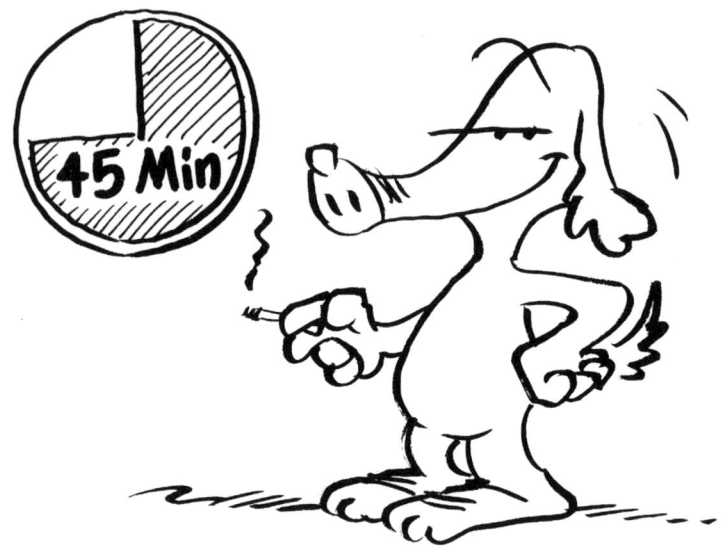

Nach 45 Minuten »schmeckt«
dem Raucher die Zigarette besser,
weil der Nikotinspiegel dann
gesunken ist. Nach drei Stunden
tut es noch mehr gut, weil es
ein noch stärkeres Leeregefühl
lindert.

56. Einige Zeit nicht rauchen

Und jetzt stell dir vor, du rauchst eine Dreiviertelstunde nicht. Dann zündest du dir eine Zigarette
an. Wie ist die? »Schon besser«, antwortet Günter.
Richtig! Und weißt du auch, warum? »Vielleicht
weil der Körper in der Zwischenzeit schon mehr
Nikotin abgebaut hat?« Genau! Und zwar so viel,
dass du schon wieder eine leichte Leere spürst.
Anders ausgedrückt: so viel, dass die Wohlfühl-Illusion des Nikotins in den Rezeptoren schon wieder
aufhört. Dir fehlt schon wieder ein bisschen was,
und darum tut es gut, eine zu rauchen.

Jetzt stell dir vor, du rauchst drei Stunden nicht.
Weil du zum Beispiel im Kino bist und einen langen Film ansiehst. Danach rauchst du eine. Wie ist
die? »Göttlich«, grunzt Günter ... Wirklich? »Ja«,
schnurrt der Schweinehund. »Noch viel besser als
die nach einer Dreiviertelstunde.« Wie kann das
sein? Günter spielt den Musterschüler: »Na, weil
nach drei Stunden noch mehr Nikotin abgebaut
ist und das Leeregefühl noch viiiiiel größer ist!«
Genau.

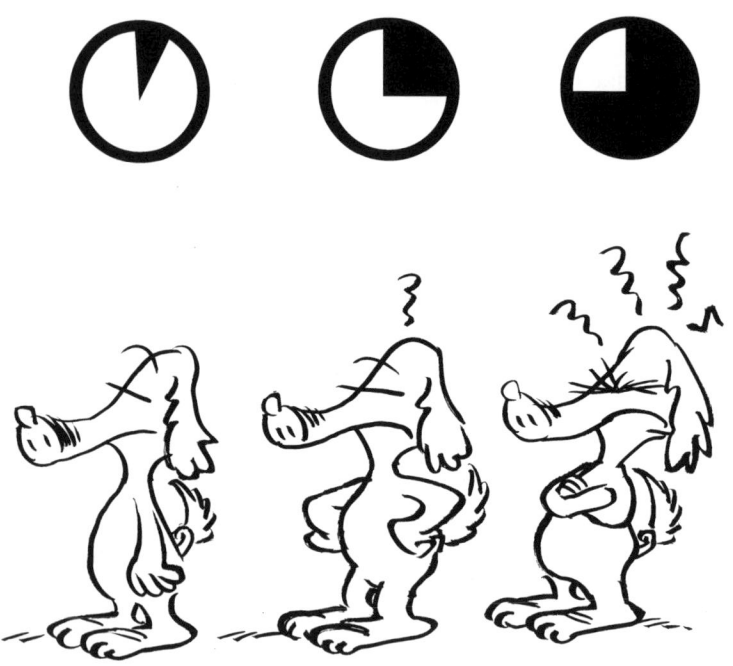

Rauchen ist kein Genuss. Der Raucher fühlt sich nur
umso mieser, je mehr Zeit seit der letzten Zigarette
vergangen ist. Raucher rauchen, um sich weniger
schlecht zu fühlen.

57. Genuss ist, wenn's nicht mies ist

Kleine Zusammenfassung gefällig? »Na gut …«, sagt Günter. »Wenn's schnell geht.« Okay! Also: Zigaretten scheinen unterschiedlich gutzutun, je nachdem, wie lange die vorige Zigarette her ist. Klar, Günter? »Klar, weiter!« Und das liegt daran, dass das Leeregefühl umso größer ist, je mehr Zeit vergeht. Okay? »Aye«, sagt Günter. Dann heißt das doch, dass nicht die Zigaretten besonders guttun, sondern dass das Gefühl vorher einfach umso mieser ist. »Hm … ja stimmt«, sagt Günter und kratzt sich am Kopf. »Rauchen ist also gar kein Genuss. Raucher halten es nur nicht aus ohne Zigaretten!« Gut erkannt, Herr Schweinehund! Eins mit Sternchen.

Noch mal zum Mitschreiben: Rauchen ist kein Genuss. Es erscheint den Rauchern nur so. Denn je mehr Zeit nach einer Zigarette vergeht, umso mieser fühlt sich ein Raucher, wenn er nicht raucht. Um das miese Gefühl loszuwerden, muss er rauchen. Und je mieser sein Gefühl ist, umso mehr erscheint es ihm als Genuss, das Gefühl kurz wegzuqualmen. Raucher rauchen also nicht, um sich gut zu fühlen. Sondern sie rauchen, um sich weniger schlecht zu fühlen!

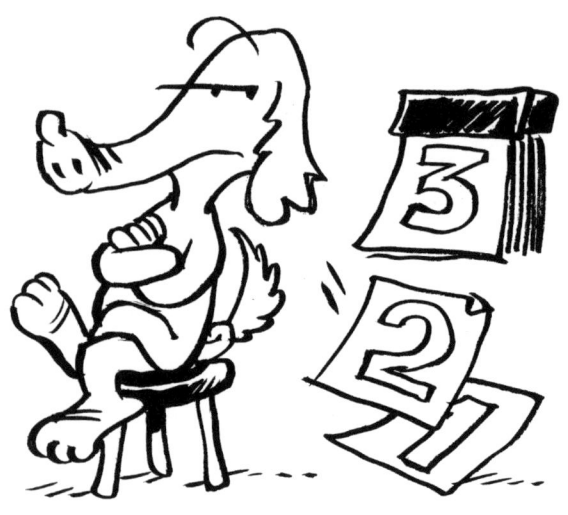

Nach drei Tagen Nichtrauchen tut
Rauchen nicht mehr gut, weil du
kein Nikotin mehr brauchst. Deine
Nervenzellen sind entwöhnt, die
Watte ist draußen.

58. Drei Tage nicht rauchen

Weiter im Gedankenexperiment! Stell dir vor, du rauchst drei Tage lang nicht. Dann zündest du dir eine an. Wie ist die? »Na ja«, meint Günter. »Nicht so toll. Sie ist viel zu stark!« Wie bitte? Warum denn? Wir haben doch gerade eben festgestellt, dass Zigaretten umso besser sind, je mehr Zeit vergeht! Commander Günter, schicken Sie einen Aufklärungstrupp! Wo ist der Denkfehler?

Günter rätselt. »Seltsame Sache. Eigentlich müsste die Zigarette nach drei Tagen irre-super-klasse-mega-giga-turbo guttun.« Tut sie aber nicht. Warum? Ganz einfach: weil dein Gehirn inzwischen die meisten Wattepfropfen von alleine wieder rausgeschmissen hat. »Brauchen wir nicht mehr«, haben die Rezeptoren-Ohren gesagt. Denn schließlich hast du sie drei Tage mit Lärm verschont. Mit der Zeit haben die ersten Rezeptoren gemerkt, dass kein Krach mehr kommt, haben Vertrauen in die Stille gewonnen und die Pfropfen rausgeworfen.

Und wie reagieren die Rezeptoren-Ohren auf die Zigarette nach drei Tagen? »Keine Ahnung«, sagt Günter. Na, sie sind enttäuscht, dass du sie wieder quälst! Und stopfen sich die Watte sofort wieder rein! Und du kannst von vorne anfangen.

Der Nikotinentzug
ist über Nacht zur
Hälfte vorbei. Raucher
fangen jeden Morgen
wieder mit dem
Rauchen an. Dabei
sind sie schon zur
Hälfte Nichtraucher.

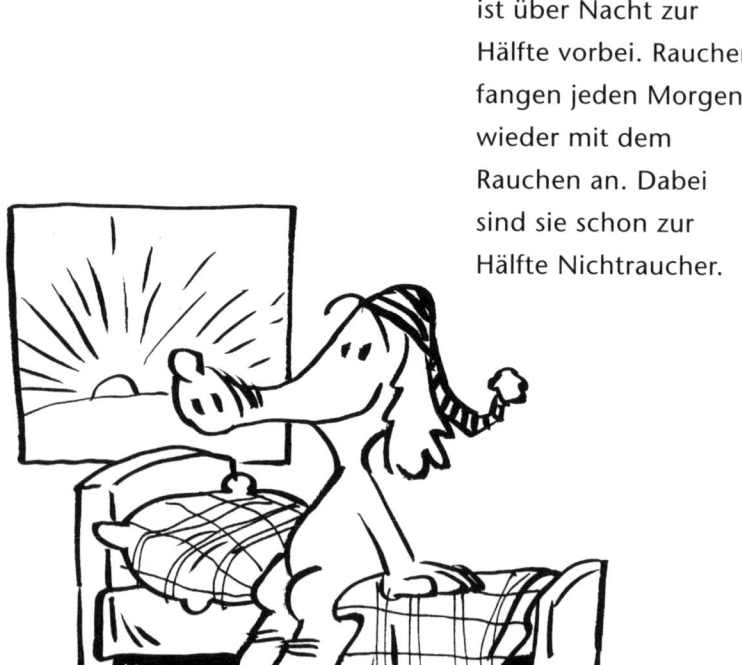

59. Eine Nacht – halbe Miete!

Günter hat nachgerechnet. »Aber drei Tage sind doch mehr als zwölf Stunden!« Stimmt schon. Es ging nur darum, dass du nach drei Tagen alles locker hinter dir hast. Jetzt leiten wir die zwölf Stunden von vorhin her. Da feiern deine Rezeptoren-Ohren Bergfest: Sie sind zur Hälfte drüber weg und wattefrei. Okay? »Klar«, sagt Günter.

Was meinst du: Welche Zigarette am Tag schmeckt gleichzeitig gut und schlecht? Welche Zigarette schmeckt irgendwie besonders gut und kräftig auf einmal? Günter grübelt. »Die Erste am Morgen?« Genau! Die meisten Raucher finden die erste Zigarette am Morgen gut und schlecht zugleich. Und wie kommt das? Weil die Hälfte deiner Rezeptoren-Ohren ihre Wattepfropfen schon rausgenommen haben! So wie übrigens jede Nacht.

»Das heißt ja, dass Raucher jede Nacht zur Hälfte Nichtraucher werden«, sagt Günter. Genau! Das Leeregefühl ist nämlich so schwach, dass die meisten Raucher durchschlafen. In dieser Zeit baut das Gehirn so viel Nikotin ab, dass sich die Rezeptoren wieder aufs Nichtraucherdasein einrichten. Es geht also gar nicht darum, endlich mit dem Rauchen aufzuhören. Sondern darum, nicht jeden Tag aufs Neue wieder damit anzufangen! Schließlich setzt jede Zigarette die Kettenreaktion in Gang, die zur nächsten Zigarette führt. Und zur nächsten Zigarette. Und zur nächsten Zigarette …

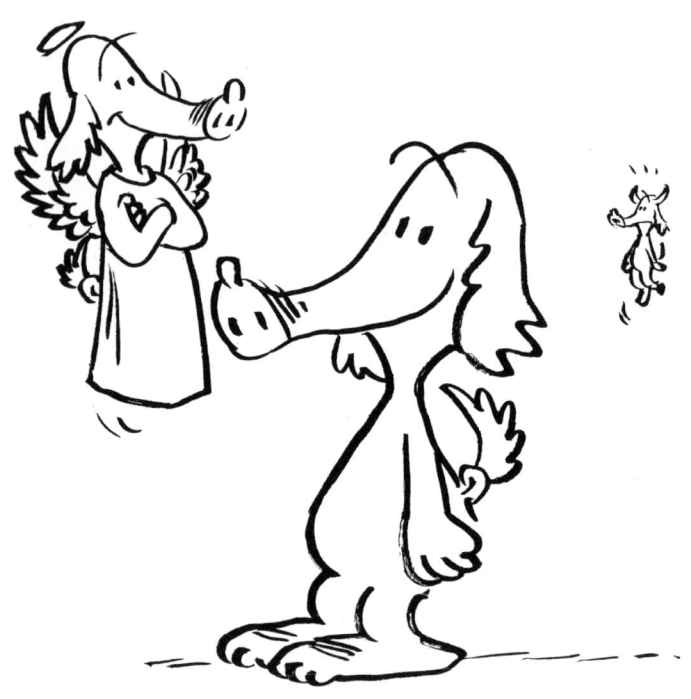

Zwölf Stunden sind
die Halbwertszeit des
Nikotinentzugs.
Danach bist du zur
Hälfte clean!

60. Mehr oder weniger …

Wann welche Zigarette wie schmeckt, ist natürlich von Raucher zu Raucher unterschiedlich. Denn Menschen sind verschieden: Alle Raucher bauen Nikotin ab, wenn sie nicht rauchen – der eine schneller, der andere langsamer. Die einen haben die Hälfte nach neun Stunden abgebaut. Bei anderen dauert es fünfzehn Stunden – sie bauen Nikotin langsamer ab. Im Durchschnitt sind Raucher nach etwa zwölf Stunden die Hälfte ihrer Wattepfropfen los. Darum schmeckt die erste Zigarette am Morgen den meisten Rauchern gut und schlecht: Wo noch Stöpsel sind, spielt das Nikotin wie gewohnt den Wohlfühlbotenstoff. Wo die Stöpsel schon verschwunden sind, donnert das Nikotin rein und tut weh.

Und jetzt mal sehen, wie es bei dir ist! Wann feiern eigentlich deine Rezeptoren ihr Bergfest?

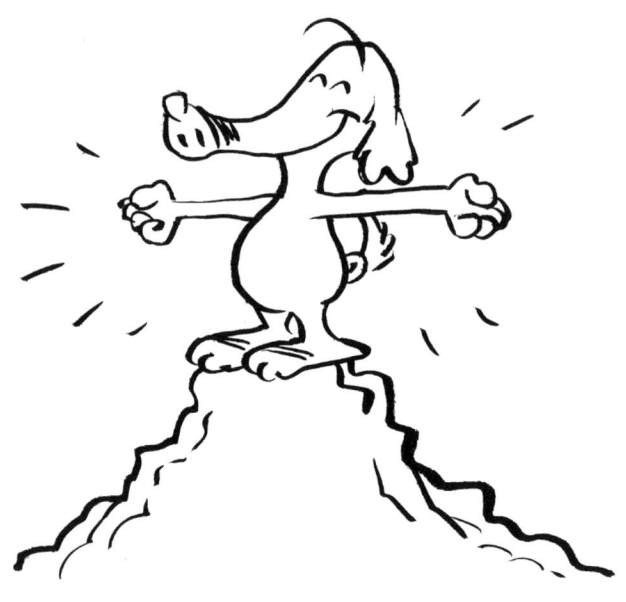

Die Zeit zwischen der letzten Zigarette
am Abend und der Ersten am Morgen,
die gut und schlecht zugleich schmeckt,
ist dein Bergfest.

61. Dein persönliches Bergfest

Wann rauchst du am Abend deine letzte Zigarette? Und um wie viel Uhr am Morgen ist dir die Zigarette eigentlich schon zu stark, erscheint dir aber noch wertvoll? Die Differenz ergibt dein Bergfest. Machen wir ein Beispiel!

Stellen wir uns vor, du rauchst abends um 22 Uhr die letzte Zigarette und gehst dann schlafen. Während du schläfst, baut dein Körper Nikotin ab. Über Nacht erkennt dein Gehirn, dass du es nicht mehr mit Nikotin quälst. Es gewinnt Vertrauen, wirft schon mal die ersten Wattepfropfen raus und stellt sich aufs Nichtraucherdasein ein. Gegen Morgen bist du zur Hälfte wattefrei.

Wenn du deine erste Zigarette normalerweise gegen 10 Uhr rauchst, und wenn diese Zigarette gut und schlecht zugleich schmeckt, hast du dein persönliches Bergfest: Zwischen 22 Uhr und 10 Uhr liegen zwölf Stunden. Schon nach zwölf Stunden ist der wichtigste Teil des Entzuges erledigt!

Spätestens nach 24 Stunden
spürst du kein Nikotin mehr.

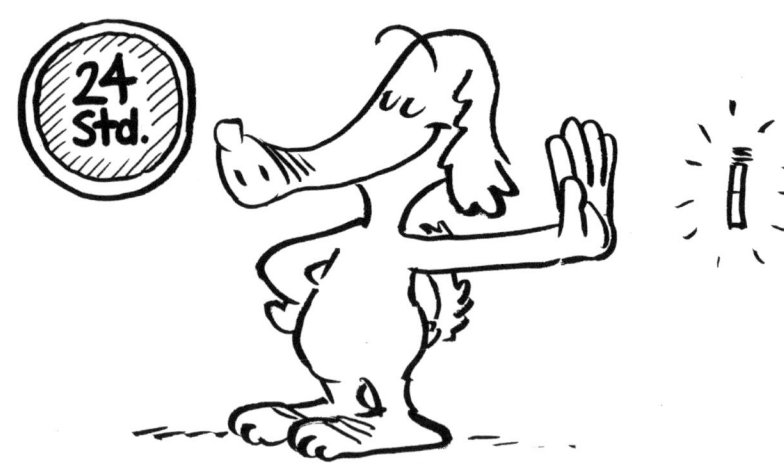

62. Und die andere Hälfte?

Günter rechnet: »Heißt das, dass der Entzug genau 24 Stunden dauert?« Nicht ganz, Günter. Denn Nikotin baut sich zwar schnell ab, aber immer Stück für Stück. In zwölf Stunden baust du die Hälfte des Nikotins ab, das du im Körper hast. In den nächsten zwölf Stunden wieder die Hälfte des Nikotins, das du noch im Körper hast. Dann wieder die Hälfte der Hälfte der Hälfte. Und so weiter. Auf null bist du nach ungefähr zwei Wochen. Das heißt aber nicht, dass du zwei Wochen warten musst, bis du Nichtraucher bist – das geht viel schneller. Die zwei Wochen sind nur ein statistischer Wert. Von merkwürdigen Gefühlen in dieser Zeit solltest du dich nicht beeindrucken lassen.

Auf jeden Fall bist du nach 24 Stunden durch. Wenn du eine Zigarette rauchst, bist du zu 100 Prozent mit Nikotin gesättigt. Nach zwölf Stunden bist du auf 50 Prozent – Bergfest! Nach 24 Stunden bist du auf 25 Prozent – und das ist so wenig, dass du es schon gar nicht mehr spürst. Denn ob du 25 oder 0 Prozent Nikotin in dir hast, fühlt sich fast gleich an – die meisten Rezeptoren hören wieder die normalen Wohlfühltöne der natürlichen Botenstoffe, und dir geht es gut. Der Pegel flaut einfach langsam auf null ab, und dir geht es gut dabei!

Raucher sind
gleich süchtig.
Wie viel wir
rauchen, hängt
davon ab, wie
schnell wir Gifte
abbauen.

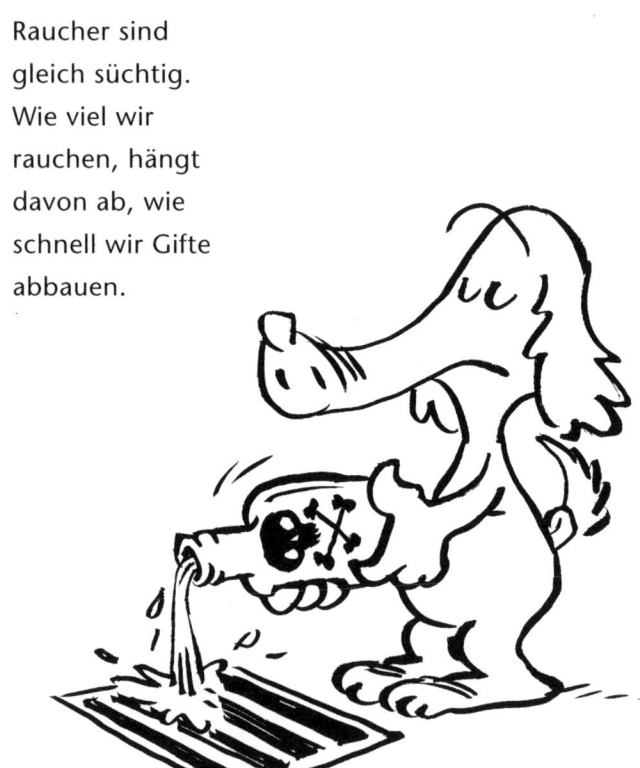

63. Wie viel wir rauchen

»Und warum rauchen manche mehr und manche weniger?«, fragt Günter. Auch eine wichtige Frage. Der eine raucht nur eine Schachtel am Tag und der andere drei oder vier. Warum ist das so? Ist der Vielraucher süchtiger?

Nein. Keine Sorge. Alle Raucher sind gleich süchtig. Wie viel du rauchst, entscheidet nur dein Körper: Wie lange braucht er, um Nikotin abzubauen? Der eine baut Nikotin schneller ab, weil er ein Bär von Schrank ist und eine super Kondition hat. Der andere ist vielleicht schmächtiger und baut Nikotin langsamer ab. Wer Nikotin schneller abbaut, kommt schneller in den Bereich, in dem den Rezeptoren Wohlfühl-Informationen fehlen – denn das Nikotin verschwindet ja schneller! Und wenn die Rezeptoren nichts hören, empfinden alle Raucher das Gleiche: Leere. Darum sind alle Raucher gleich süchtig.

Günter kombiniert: »Das heißt, weil Vielraucher Nikotin schneller abbauen, sind sie auch schneller auf 0 Prozent Nikotin?« Volltreffer, Günter! Aber auch die Wenigraucher schaffen es ziemlich fix.

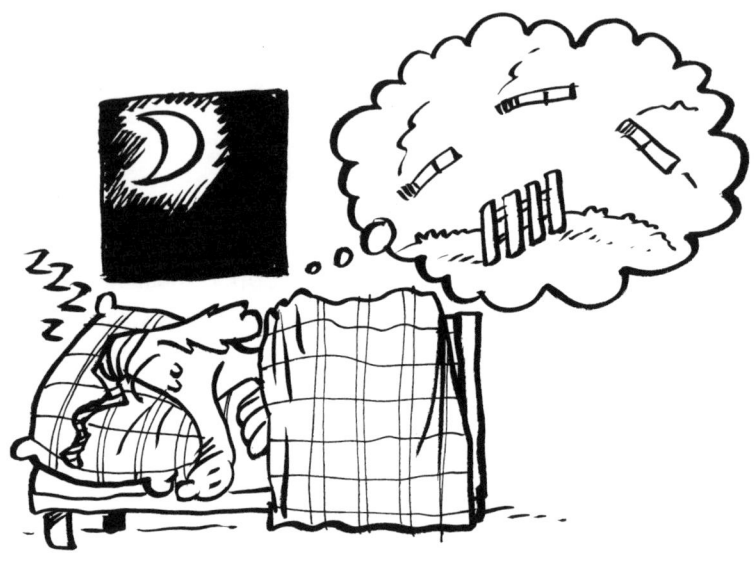

Das Leeregefühl ist so schwach, dass wir
nachts sogar durchschlafen können.

64. Und nachts?

»Seltsam«, sagt Günter. »Wenn das Rauchen so eine Kettenreaktion ist, warum rauchen Raucher dann nicht auch nachts? Die Kettenreaktion müsste doch durchlaufen!« Guter Gedanke, Günter! Tja, warum ist das so? Tagsüber rauchen Raucher durchschnittlich zwanzig Zigaretten im Abstand von 45 bis 60 Minuten. Abends drücken sie ihre letzte Zigarette aus und gehen schlafen. Nachts rauchen die wenigsten Raucher. Wie kann das sein?

Die letzte Zigarette am Abend hebt den Nikotinpegel noch einmal auf 100 Prozent, und dein inneres Leeregefühl ist weg. Du kratzt dir vorm Schlafengehen sozusagen noch mal einen lästigen Juckreiz weg. Dann schläfst du ein. Jetzt flaut die Wirkung des Nikotins langsam ab, und du kommst in die Hauptphase des leichten Nikotinentzugs. Ohne es zu merken! Ganz wichtig: Das Leeregefühl ist so schwach, dass es dich nicht mal weckt! Es stört dich nicht beim Schlafen. So stark ist der Wildschweinwolf nicht. Ein Mückenstich weckt einen schließlich auch nicht auf …

»Aber manche stehen doch nachts auf, um zu rauchen«, wendet Günter ein. Vorsicht, nichts durcheinanderbringen! Manche Leute haben Schlafprobleme. Die wachen dann nachts auf. Und wenn sie schon aufwachen, spüren sie eben auch das Leeregefühl und rauchen eine. Aber das Gefühl selbst weckt sie nicht.

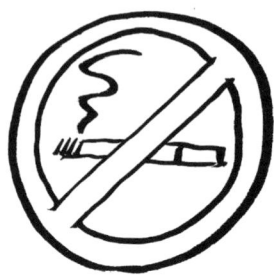

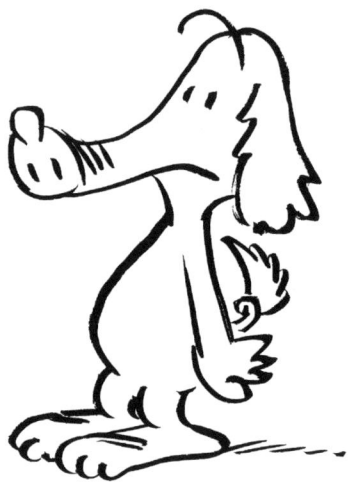

Allein der Hinweis
»Nicht rauchen«
genügt, um
problemlos
ohne Zigaretten
klarzukommen.

65. Und im Flugzeug nach Amerika?

Günter ist gespannt. »Und im Flugzeug nach Amerika? Warum schaffen Raucher es, so lange nicht zu rauchen, obwohl es mitten am Tag ist und die Kettenreaktion läuft?« Erinnerst du dich an den Raucher in der Gefängniszelle? Wie geht es dem Raucher bei Wasser und Brot? Der eine geht die Wand hoch, und der andere bleibt ganz entspannt. Denn wie du mit dem Leeregefühl umgehst, ist eine mentale Frage: Ob du den Wildschweinwolf wahrnimmst oder nicht, entscheidest du selbst.

Wenn du nicht rauchen darfst, hast du zwei Möglichkeiten: Entweder du ärgerst dich derart maßlos über das Verbot, dass du dich in eine Rauchgier hineinsteigerst und schmachtest wie ein Zuchthengst auf Stutenentzug. Dann hast du nur das Rauchen im Kopf und kannst an fast nichts anderes mehr denken. Und das, obwohl das Leeregefühl so schwach ist, dass es dich nicht einmal weckt! Oder du findest dich damit ab. Und dann ist es okay. Die wenigsten Raucher bekommen Aggressionsattacken, wenn sie auf der Arbeit nicht rauchen dürfen. Dürften manche Raucher zum Beispiel beim Arbeiten rauchen, hätten sie nach zwanzig Minuten schon wieder die nächste Zigarette im Mund! Und wenn sie nicht rauchen dürfen, arbeiten sie trotzdem problemlos bis zur Pause und rauchen dann. Also scheint es ihnen sooo sehr gar nicht zu fehlen!

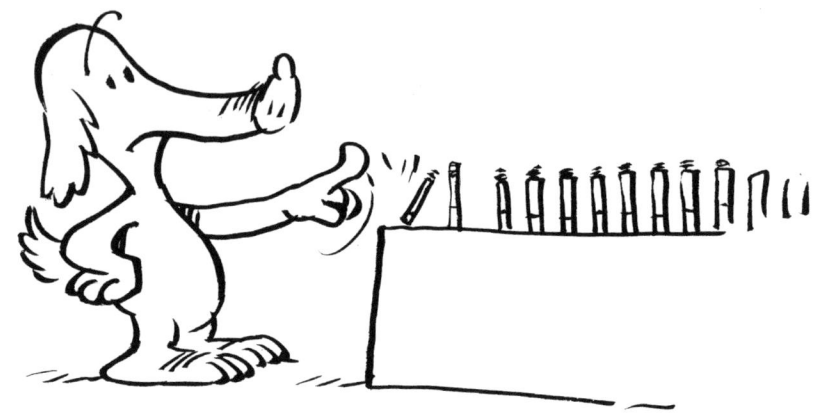

Es ist egal, wann du die Kettenreaktion anstößt.
Aber wenn du sie anstößt, läuft sie.

66. Warum rauchen manche erst mittags?

»Warum rauchen manche Raucher erst spät am Tag? Zum Beispiel erst mittags?«, fragt Günter. »Manche rauchen sogar erst abends!« Na, Schweinehund? Unter die Detektive gegangen? Auch diese Frage lässt sich ganz einfach beantworten. Kommst du vielleicht selbst drauf? Machen wir ein Frage-Antwort-Spiel!

Was geschieht nach der letzten Zigarette am Abend? Günter überlegt. »Der Raucher geht schlafen, und der Nikotinpegel sinkt.« Richtig! Und wie schmeckt die erste Zigarette am Morgen? »Meistens nicht gut.« Stimmt! Und was bedeutet das? »Dass der Raucher schon zur Hälfte Nichtraucher geworden ist.« Genau! Und wie stark ist das Bedürfnis, jetzt eine zu rauchen? Günter grübelt. »Hm … Weil die Rezeptoren die Hälfte ihrer Wattepfropfen schon rausgeworfen haben, kann das Bedürfnis nicht so stark sein …« Bingo! Und was geschieht, wenn der Raucher jetzt Zeit vergehen lässt, ohne zu rauchen? »Das Bedürfnis wird immer schwächer!« Genau, Günter! Bravo! Manche Raucher rauchen erst ab Mittag, weil sie morgens so gut wie kein Leeregefühl mehr haben. Sie sind frei und haben kein Bedürfnis mehr zu rauchen. Günter grübelt. »Aber warum rauchen Raucher dann überhaupt ihre erste Zigarette am Tag?«

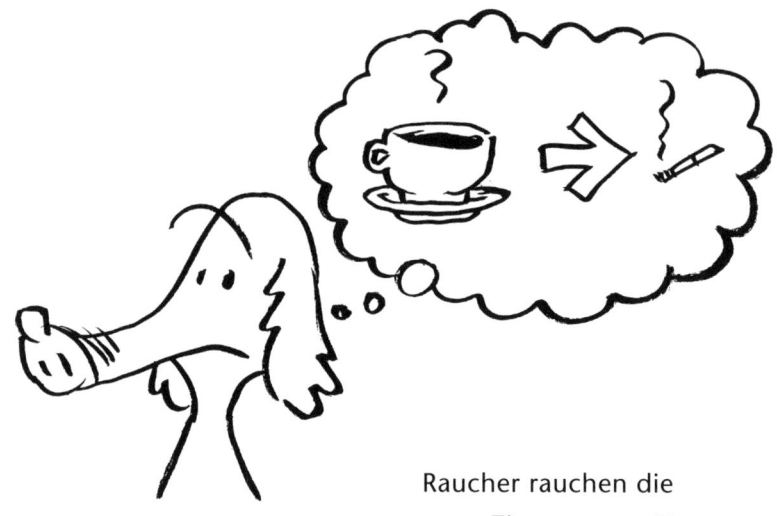

Raucher rauchen die
erste Zigarette am Tag
selten, weil ihre Nerven
sie bräuchten.

67. Warum die Erste?

Tja, Günter, gute Frage! Warum rauchen Raucher die Erste am Tag, wenn sie doch über Nacht schon zum größten Teil zum Nichtraucher geworden sind und gar nicht mehr rauchen müssten? Irgendwie scheinen sie zu glauben, sie bräuchten es …

Manche Raucher haben vielleicht morgens noch ein flaues Leeregefühl im Bauch. Einen ganz schwachen Wildschweinwolf, der fast still ist. Zum Beispiel dann, wenn sie Nikotin langsamer abbauen. Oder wenn sie dazu neigen, sich in gedankliche Gefühlsspiralen hineinzudrehen. Da sagt Günter dann so komische Sachen wie: »Aber ich muss doch jetzt das Bedürfnis nach einer Zigarette haben!«

Die meisten Raucher rauchen ihre erste Zigarette automatisch. Sie haben so einen Ablauf im Kopf: Aufstehen – rauchen! Oder: Kaffee – rauchen! Oder: Ins Büro gehen – rauchen! Dann rauchen sie eine Zigarette, die ihre Rezeptoren eigentlich gar nicht brauchen. Und mit der stoßen sie die Kettenreaktion an, so dass sie eine Dreiviertelstunde später wieder eine Zigarette wollen.

Das heißt: Neben den Gehirnstöpseln gibt es noch andere Gründe zu rauchen …

Günter kennt Unmengen
von Situationen, in denen er
dir zur Zigarette rät.

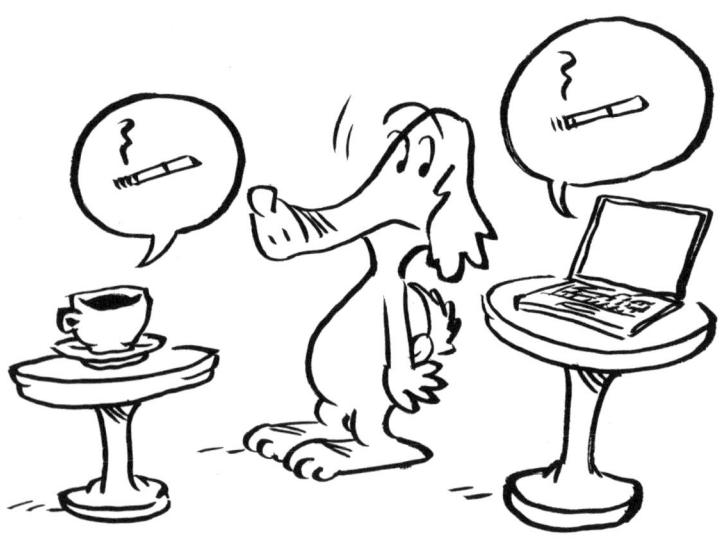

68. Die kleine Welt des Rauchers

»Welche Gründe gibt es denn zu rauchen?«, fragt
Günter. Na, jetzt aber! Herr Schweinehund, das
wissen Sie doch selbst sehr genau! Was predigt
Günter seit Jahren zu jeder Zigarette?

»Rauchen gehört zum Kaffee. Rauch eine, das entspannt dich. Rauchen gehört zum Pausemachen,
es ist gesellig, und am besten geht man mit vielen
netten anderen Rauchern raus zum Rauchen. Raucher sind sowieso die netteren Leute. Nichtraucher
sind genussfeindlich und machen Stress. Rauchen
gehört zum Konzentrieren und zur Kreativität,
es hilft in schwierigen Situationen und bei Pro-
blemen. Nicht aus der Ruhe bringen lassen, erst
mal eine rauchen. Rauchen ist eine Belohnung,
wenn man was geschafft oder endlich erledigt hat.
Rauchen tut gut! Es gehört zur Arbeit, zur Freizeit,
zum Erfolg, zum Misserfolg, es hilft gegen Stress
und Langeweile, es regt an und beruhigt, es gehört
zum Alltag und zum Urlaub. Wenn man im Sessellift oder unter der Lieblingspalme sitzt – wow,
schmeckt so eine Zigarette dann lecker!«

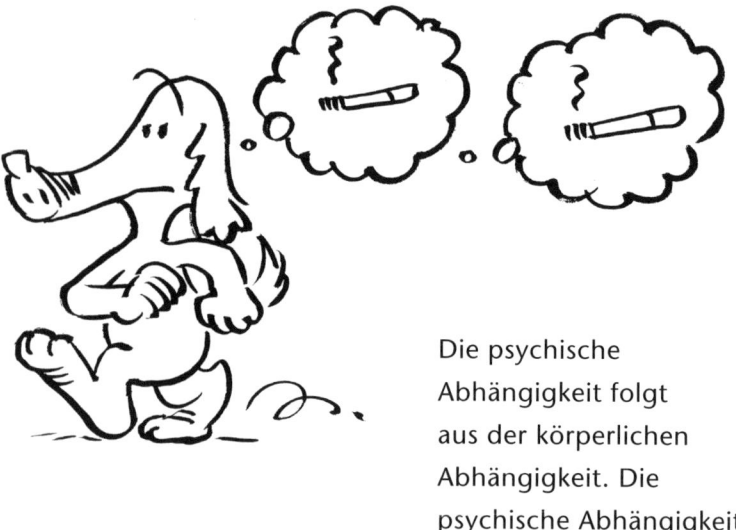

Die psychische
Abhängigkeit folgt
aus der körperlichen
Abhängigkeit. Die
psychische Abhängigkeit
besteht aus einer
Reihe von typischen
Rauchersituationen.

69. Das schöne, pralle Leben

Ganz schön viel, nicht? Das ganze Leben steckt voller Rauchersituationen. Mal im Ernst: Hast du dich noch nie gefragt, wie die Nichtraucher ihr Leben ertragen? Tatsächlich deckt das Rauchen bei Rauchern fast das ganze Leben ab. Es gibt kaum Situationen, in denen sie nicht rauchen. Viele rauchen sogar beim Sport oder bei der Beerdigung ihres Onkels, dem die Qualmerei das Licht ausgeblasen hat. »Jetzt erst recht«, sagt Günter ihnen dann. »Jeder muss mal sterben!«

Also hat die Raucherei nicht nur biologische Ursachen, sondern auch psychische! Die gestörten Nervenzellen sind das eine, die ganzen Rauchersituationen das andere. Und diese psychische Abhängigkeit entsteht erst nach der körperlichen Abhängigkeit.

Denk bitte noch mal an die Zeit, als du mit dem Rauchen angefangen hast. Warum hast du angefangen? Hast du angefangen, weil das Rauchen zum Pausemachen gehört? Vermutlich nicht. Als Nichtraucher hast du die Zigaretten zu nichts gebraucht – nicht einmal bei Pausen. Heute unvorstellbar, stimmt's?

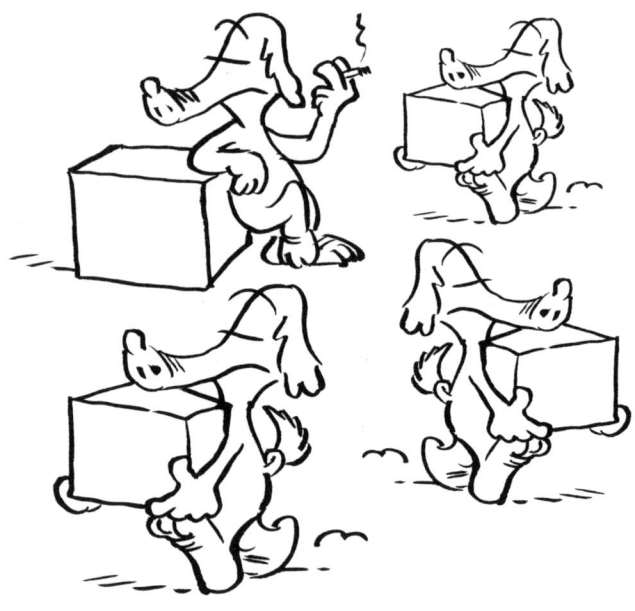

Raucher brauchen viele Pausen, weil sie Nikotin
zu sich nehmen müssen. Nichtraucher brauchen
weniger Pausen, weil sie kein Nikotin brauchen.

70. Erst Körper, dann Psyche

Die meisten Raucher haben nicht angefangen, weil Zigaretten zur Pause gehören. Sondern weil andere geraucht haben. Sie wollten dabei sein und mitmachen.

»Und wer mit dem Rauchen anfängt, braucht bald im Durchschnitt alle 45 Minuten Nikotin!« Günter weiß Bescheid. Aber was passiert wohl mit deinem Tagesablauf, wenn du alle Dreiviertelstunde Nikotin brauchst? Du organisierst dir deine Pausen!

Noch mal zusammengefasst: Erst ordnen sich Raucher dem Nikotin-Intervall unter. Darum nutzen sie bald alle Pausen, um zu rauchen. Sie brauchen es ja auch – schließlich hören ihre Rezeptoren-Ohren regelmäßig keine Wohlfühltöne! Bald richten die Raucher ihr Leben auf die Kettenreaktion ein – wer will schon lange Durststrecken haben? Und machen Pausen, um zu rauchen! Und dann geschieht das Verrückte: Bald rauchen sie, um Pause zu machen! Tja, da hat Günter wohl ein bisschen an der Logik gedreht ... Und es ist kein Wunder, dass Raucher Angst vor dem Aufhören haben: Wer will schon auf Pausen verzichten?

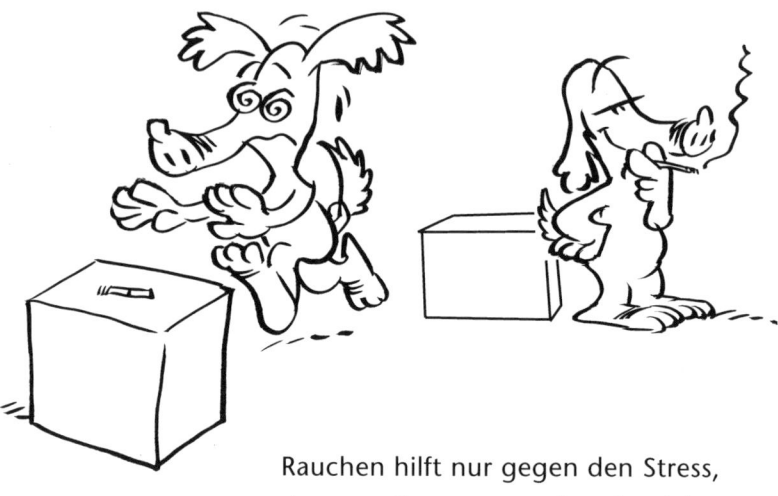

Rauchen hilft nur gegen den Stress, den es selbst erzeugt. Raucher leben in einem ständigen Wechsel von Stress und scheinbarer Entspannung.

71. Warum Rauchen gegen Stress hilft

»Rauchen in der Pause muss sein! Rauchen entspannt!«, protestiert Günter. Ja natürlich – aber eben nur die Raucher. »Rauchen beruhigt, rauchen ist eine Belohnung, die Zigarette nach dem Essen tut gut und die nach dem Sex auch.« Du merkst schon: Alle diese Rauchersituationen hängen eigentlich mit dem körperlichen Pseudo-Stress-Entspannungs-Mechanismus des Nikotins zusammen. Günter aber denkt bald, die Zigarette gehöre zur Situation. Schließlich erlebst du in all den typischen Rauchmomenten eine kurze Entspannung vom leichten Entzugsstress. Gemeine Psychofalle …

Stell dir einen Raucher und einen Nichtraucher vor. Beide haben einen Stress-Rucksack. Weil das Leben kein Ponyhof ist, trägt jeder der beiden zehn Kilogramm Stress durchs Leben. Der Raucher hat noch ein zusätzliches Problem: Immer wenn er eine Zigarette ausdrückt, wird sein Stress-Rucksack langsam noch schwerer. Elf Kilo, zwölf Kilo Stress … Und bei 15 Kilogramm Stress raucht er eine Zigarette und reduziert den Stress für ein paar Minuten wieder auf zehn Kilogramm. Und das empfindet er natürlich als Entspannung! Doch leider füllt sich sein Rucksack gleich wieder neu. Nur wegen der Zigarette …

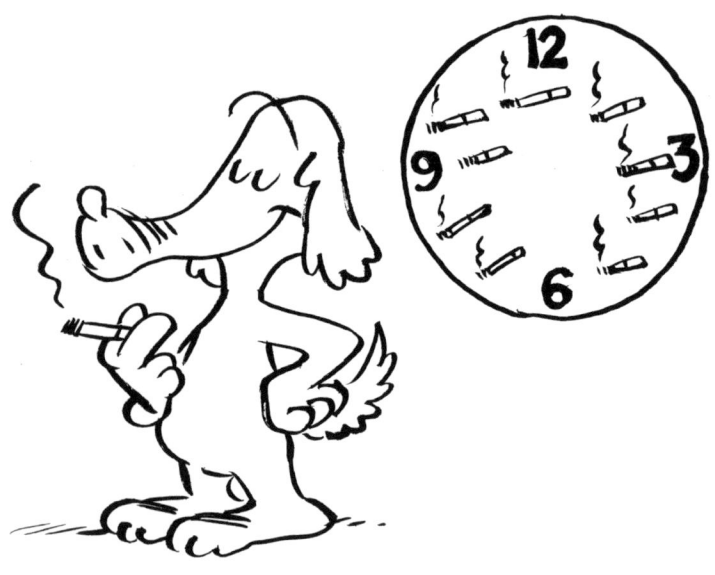

Rauchen tut Rauchern gut, wenn Zeit vergangen ist. Diese Wohlfühlwirkung hat mit den Ereignissen selbst nichts zu tun. Nichtraucher müssen in keiner Rauchersituation rauchen.

72. Wenn Zeit vergeht ...

Und das ist immer so bei Rauchern! Kaum rauchen sie nicht, verlieren sie Nikotin. Die Folge: Wegen der Watte in den Ohren empfinden die Rezeptoren im Gehirn Leere. Dann zu rauchen, tut kurzfristig immer gut – egal in welcher Situation! Also überleg mal, ob viele Rauchersituationen einfach nur entstehen, weil Zeit vergangen ist.

Belohnungszigarette? Fühlt sich gut an, wenn du vorher eine Zeit lang nicht geraucht hast, zum Beispiel während einer Prüfung. Klar tut eine Zigarette danach gut. Aber nicht, weil sie dich belohnt, sondern weil in der Prüfung Zeit vergangen ist, in der dein Nikotinpegel gesunken ist! Natürlich empfinden deine Rezeptoren jetzt Leere, und dir fehlt was! Zigarette nach dem Essen? Na klar, weil Zeit vergangen ist! Nach dem Sex? Auch das, wenn es kein Quickie war.

Gegenprobe: Kein Nichtraucher braucht in all diesen Situationen eine Zigarette. Nach dem Essen brauchen Nichtraucher nichts. Nur Raucher müssen Nikotin nachkippen – weil sie Stöpsel im Gehirn haben, die die Nichtraucher nicht haben.

Weil Raucher regelmäßig
dem neurobiologischen
Nikotin-Intervall
gehorchen und das Leben
weiterläuft, verbinden
Raucher bald das Rauchen
mit allem im Leben.

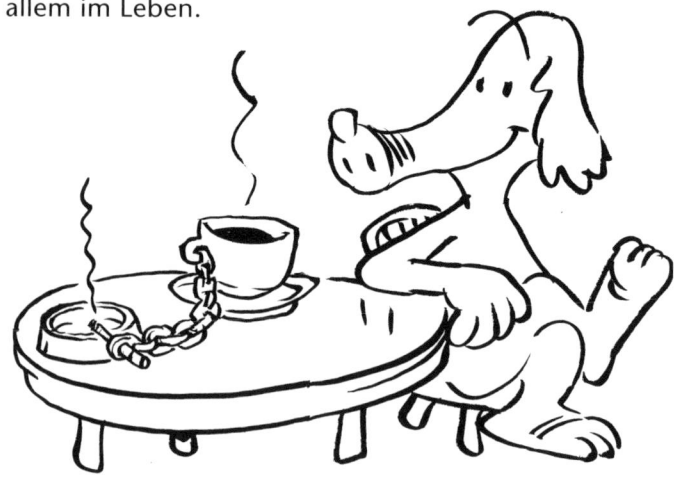

73. Das Leben wird angekettet

Raucher rauchen also fast nur dann, wenn ihr Nikotinpegel niedrig ist. Wenn der Wildschweinwolf sowieso gerade mal wieder nervt. Weil Günter gut aufgepasst hat, weiß er: Wer über seinen Bedarf hinaus raucht, spürt bald wieder Kopfschmerzen und Schwindel – die Vergiftungssymptome des Nikotins. Viel rauchen ist nicht gut. Rauchen tut nur dann gut, wenn man es braucht. Wer zu viel geraucht hat, genießt die Zigarette weder zum Kaffee noch als Belohnung – sie ist scheußlich.

Und weil die Raucher immer rauchen, wenn ihr Nikotinpegel niedrig ist, gewöhnen sie sich an einen Takt. 45 Minuten, 60, 120 – je nach körperlicher Verfassung. Und weil in dieser Zeit das pralle Leben weiterläuft, beginnen Raucher, die vielen Ereignisse mit dem Rauchen zu verketten. Plötzlich gehört das Rauchen zum Kaffee, zum geselligen Abend, zur Lieblingspalme, zum Autofahren, zum Weintrinken – das ganze Leben ist gefangen! Und weil Raucher all die vielen schönen Dinge im Leben mit dem Rauchen verknüpft haben, glauben sie, sie könnten die vielen schönen Dinge als Ex-Raucher nicht mehr genießen. Was für ein Irrtum!

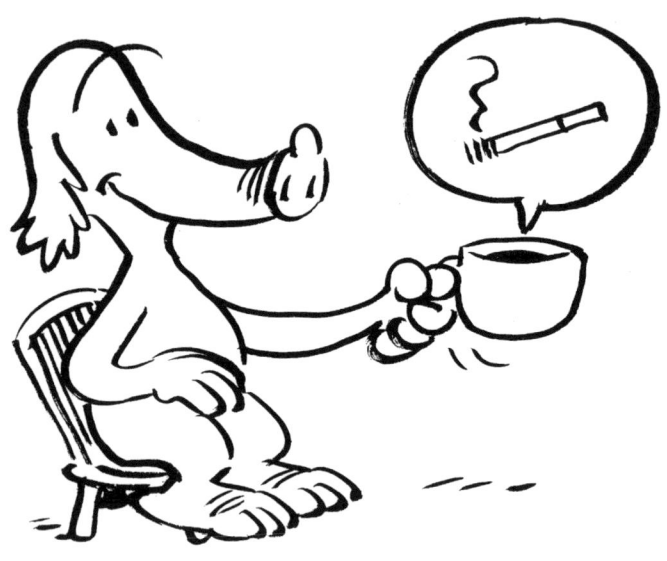

Die Rauchersituationen dienen Rauchern als Ausrede dafür, kurz den Nikotinpegel zu heben. Was sie mit dem Rauchen verbinden, hängt davon ab, was sie in ihrer kleinen Welt haben.

74. Ausreden

Ist es nicht merkwürdig? Millionen von Rauchern glauben, Zigaretten gehörten zum Kaffee. Dabei kriegen drei Viertel aller Menschen ihren Kaffee auch so runter!

Oder trinkst du keinen Kaffee? Dann verbindest du mit dem Kaffee auch keine Zigaretten. Schweinehunde verknüpfen das Rauchen nur mit Dingen, die sie in ihrer kleinen Welt haben. Verknüpfst du das Rauchen mit »Kühe melken«, »Reaktor hochfahren« oder »Auftritt vor 100000 Menschen«? Wenn ja, dann hast du Dinge in deiner kleinen Welt, die zwar für andere Schweinehunde ungewöhnlich sind, für dich aber normal. Also verknüpfst du eben die mit dem Rauchen! Oder ist dir nie langweilig, weil du immer so viel zu tun hast? Dann kannst du natürlich auch das Rauchen nicht mit Langeweile verbinden.

Egal, was du in deiner kleinen Welt hast: Wegen der Nikotin-Kettenreaktion wirst du bald alles mit dem Rauchen verbinden – weil es einfach unwahrscheinlich ist, dass du in einem 45-Minuten-Takt Nikotin brauchst und dabei nicht zufällig öfter mal Stress, Erfolg und Spaß hast oder Kaffee trinkst. Darum sind die Rauchersituationen Ausreden.

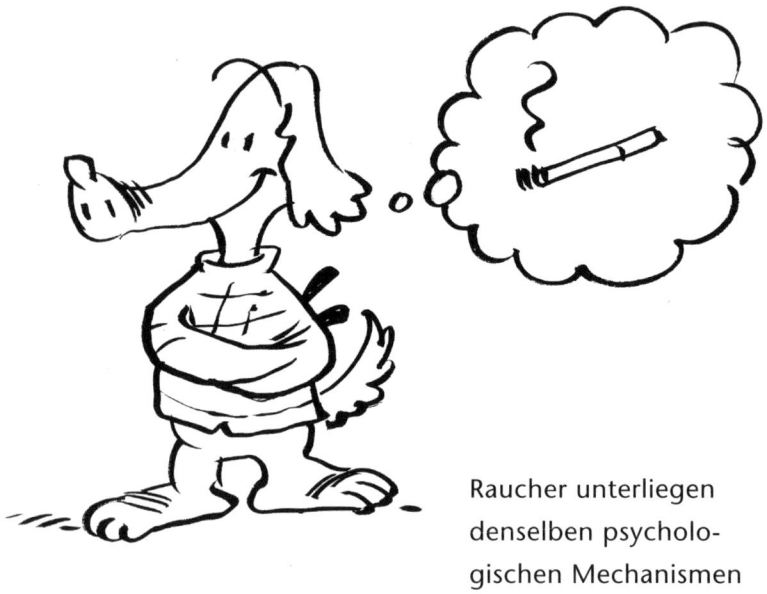

Raucher unterliegen denselben psychologischen Mechanismen wie andere Menschen auch. Sie sind nicht psychisch gestört, weil sie rauchen.

75. Die Psychologie

So weit okay? »Hm«, brummt Günter. »Warum
sitzt der Glaube an diese Rauchersituationen bei
vielen Rauchern so tief?« Weil Schweinehunde
sich nicht nur ans Fahrradfahren gewöhnen, sondern auch an neue Überzeugungen. Was Schweinehunde immer wieder hören oder denken, daran
glauben sie bald. Drei Tassen Kaffee mit Zigarette
am Tag sind im Jahr mehr als tausend Kaffee-Ziga-
retten. Na, wenn das kein Training ist! Die Psychologie nennt so etwas eine »Konditionierung«, also
eine Verknüpfung zweier Dinge im Kopf, die vorher nicht da war. Diese Dinge müssen übrigens gar
nichts miteinander zu tun haben – was man dann
oft »Fehlkonditionierung« nennt.

»Psychologie?«, quiekt Günter. »Heißt das, ich
habe eine Macke?« Ruhig, Brauner. Natürlich
nicht. Die meisten Raucher sind psychisch gesund.
Wenn manche Raucher psychische Störungen
haben, liegt das nicht am Rauchen, sondern hat
andere Gründe. Wichtig an der Psychologie ist
das Prinzip, das den Konditionierungen zugrunde
liegt. Denn das gilt auch für psychisch gesunde
Schweinehunde.

Der russische Verhaltensforscher
Pawlow hat gezeigt, dass
Hunde Fehlkonditionierungen
entwickeln können. Das können
nicht nur Hunde, sondern auch
Schweinehunde.

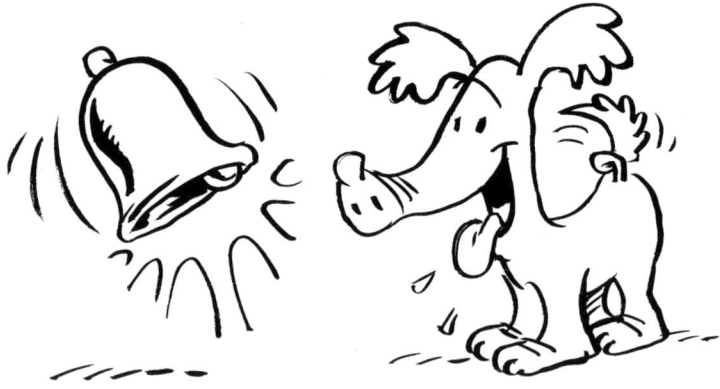

76. Der Pawlowsche Schweinehund

Konditionierungen kann man lernen. Egal ob sie falsch oder richtig sind. Was wir gut genug lernen, beherrschen wir irgendwann – auch wenn es Unsinn ist. Anders gesagt: Nach genug Übung machen wir alles richtig – auch wenn es das Falsche ist. Raucher gehorchen sozusagen den falschen Mechanismen richtig. Und weil es ihnen in sich stimmig erscheint, verteidigen sie es und erzählen anderen Schweinehunden Dinge wie »Rauchen entspannt« und »Ich rauche gern«.

Der berühmteste Schweinehund-Dompteur war der russische Verhaltensforscher Iwan Petrowitsch Pawlow (1849 bis 1936). Kurz bevor Pawlow seine Hunde gefüttert hat, hat er mit einer Glocke geläutet. Mit der Zeit haben die Hunde gelernt, dass es kurz nach dem Klingeln Fressen gibt. Was tut ein Hund mit Appetit? Er sabbert! Also haben die Hunde bald schon nur durch das Klingeln gesabbert. Bimmel bimmel, sabber sabber! Eine Fehlkonditionierung. Und die Hunde haben auch dann noch aufs Klingeln mit Gesabber reagiert, wenn es kein Futter mehr gab! Die Fehlkonditionierung war Teil ihrer kleinen Hundewelt geworden und damit gewohnt. Obwohl sie vorher ungewohnt gewesen war.

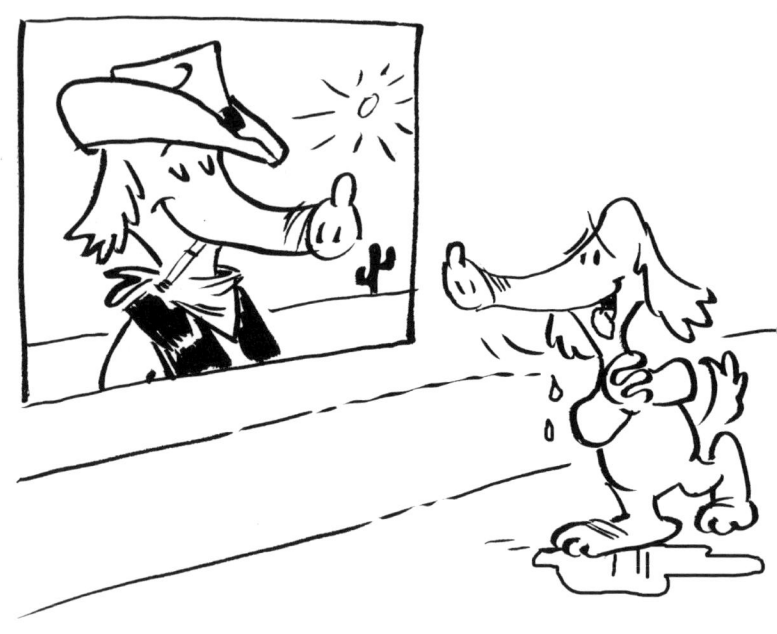

Süchtige sind auf ihr Suchtmittel angewiesen, sie
brauchen es immer wieder.
Weil Raucher sich nur mit
Zigaretten normal fühlen
können, sind Zigaretten ein
perfektes Produkt.

77. Das perfekte Produkt

»Wenn keiner Raucher wird, um Pausen machen zu können, warum glauben es die Raucher dann? Warum packen sie sich so komische Sachen in ihre kleine Welt?« Gute Frage, Günter.

Stell dir vor, du bist Chef und verkaufst ein merkwürdiges Produkt. Das Produkt ist völlig sinnlos, und schaden tut es auch. Aber wer es ein paarmal probiert hat, kommt kaum noch davon los und braucht es immer wieder. Beim Chefstammtisch bestaunen deine Freunde die Kundenbindung deines Produkts und sagen: »100 Prozent! Perfekt!« Deine Kunden wollen dein perfektes Produkt zwar loswerden, aber sie erzählen trotzdem allen, es würde entspannen. Du durchschaust das, weil deinen Kunden ohne dein Produkt ja auch was fehlt, aber natürlich verrätst du das nicht. Stattdessen nimmst du einfach die ganzen Situationen, in denen deine Kunden ohne dein Produkt nicht klarkommen, und malst sie auf große Plakate. Was passiert? Deine Kunden fühlen sich bestätigt!

»Ach, bloß Werbung«, sagt Günter und winkt ab. »Die wirkt doch gar nicht.« Bist du sicher? Pass mal auf!

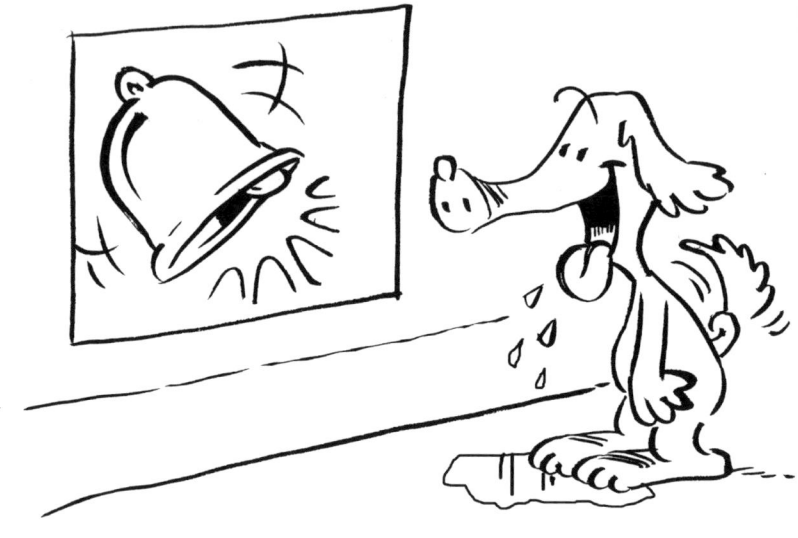

Die Illusionen von Rauchern sind
das Ergebnis einer Gehirnwäsche
durch Tabakwerbung. Ihre Bot-
schaften sind identisch mit den
Rauchersituationen der psychischen
Abhängigkeit.

78. Werbung

Trendiger junger Mann fährt auf dem Trittbrett eines Müllautos durch Paris? Raucher sind unkonventionell und eigensinnig! Schicker Geschäftsmann am Gartentisch, zurückgelehnt mit einer Tasse? Rauchen entspannt und gehört zu Erfolg und Kaffee! Zwei zerknüllte Zigarettenschachteln und der Satz »Wer keine Falten hat, hat nichts erlebt«? Raucher erleben mehr als Nichtraucher und sind spannender! Gut aussehende Frau mit klarem Blick und dem Satz »Ich rauche gern«? Raucher sind ehrlich zu sich selbst! Cooler Raucher repariert Motorrad im Wohnzimmer? Raucher packen's an und sind unkonventionell! Raucher im Regen mit verschmitztem Lächeln und dem Satz »Für Urlaub in Deutschland«? Raucher sehen's locker und nehmen's leicht! Nacktes Pärchen raucht eine? Die Zigarette danach gehört zu gutem Sex! Cowboy zähmt Pferd und raucht am Feuer vor romantischer Kulisse? Rauchen ist eine Belohnung und gehört zu schönen Situationen! Kleines Männchen, das nicht in die Luft geht? Rauchen hilft gegen Stress! Jemand geht meilenweit für eine Zigarette? Raucher sind keine Weicheier!

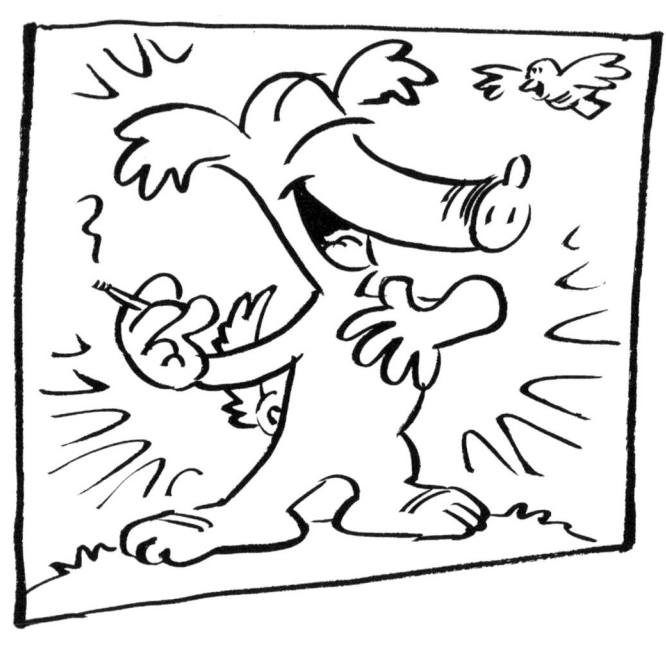

Die Tabakindustrie zeigt in ihrer Werbung gesunde Menschen. Sie zeigt keine kranken Raucher.

79. Hübsche Models

Hast du eigentlich in der Tabakwerbung schon mal röchelnde Asthmatiker mit Raucherbein und halbseitiger Lähmung nach einem Schlaganfall gesehen? Nein? Wie seltsam: Die Raucher in der Werbung haben weiße Zähne, eine frische und gesunde Haut und keine gelben Finger. Sie sind mit sich selbst im Reinen und genießen das Leben. Die Werbung zeigt uns keine rauchenden Mütter mit schlechtem Gewissen. Wir sehen keine hustenden Raucher, die sich wie Verlierer fühlen, weil sie nicht wissen, wie sie von dem Zeug loskommen. Die Werbung zeigt uns keine nervösen Sitzungsteilnehmer, die dringend eine Zigarette brauchen. Die Werbung zeigt uns auch kein Asthma, wir sehen keine unsportlichen Typen, die kurzatmig auf der Treppe hecheln und die Nichtraucher beneiden. Wir sehen auch keinen Brustkrebs, keine Impotenz und keine Fehlgeburten. Warum spielt Tabakwerbung nicht in Kliniken, Reha-Zentren und auf Friedhöfen? Das wäre doch als Schauplatz viel realistischer!

Günter schluckt. Krankheit und Tod – das mag er gar nicht. Jetzt braucht er erst einmal eine Zigarette. Rauch sie, Günter! Genieß sie. Der Gedanke an den Tod hat dir ein beklemmendes Gefühl gemacht. Was tun Raucher, wenn sie beklemmende Gefühle haben? Sie rauchen! Warum? Weil sie gelernt haben, dass Rauchen Stress löst – auch wenn es nur der ist, den das Rauchen selbst erzeugt ...

Sobald ein Raucher ernsthaft krank
wird, landet er hinter einer Klinikmauer.
Damit ist er für die anderen nicht mehr
wahrnehmbar. Dadurch denkt Günter,
rauchen sei nicht gefährlich.

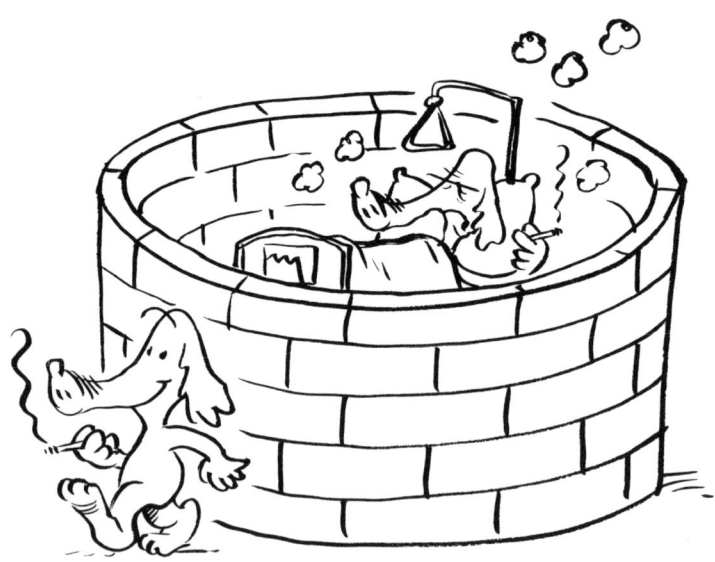

80. Selektive Wahrnehmung

Nach dem ersten Zug sagt Günter: »Es werden ja nicht alle krank.« Stimmt! Aber fast alle. Jeder spürt die Folgen, jeder Zweite wird schwer krank – und damit ist kein harmloser Auswurf gemeint, sondern Krebs und Herzinfarkt. »Bevor ich so etwas kriege, höre ich auf«, sagt Günter. Typisch Schweinehund! Das dachte der Lungenkrebspatient auch, bevor der Arzt den Schatten auf der Lunge fand ...

Warum will Günter nicht wahrhaben, dass Rauchen krank macht? Das Phänomen heißt »selektive Wahrnehmung«: Günter sieht nur einen Teil der Wirklichkeit. Gehst du abends weg, trifft Günter lauter gesunde Raucher. Selten begegnen ihm Kehlkopfkrebs- oder Herzinfarktpatienten – dazu müsstest du dich schon in Krankenhäusern herumtreiben. Dann hätte Günter einen Eindruck von der Wirklichkeit des Rauchens. »Aber gerade Klinikärzte rauchen doch so viel«, sagt Günter. Klar – eben, weil sie das Elend vor sich haben. Was haben Raucher gelernt? Rauchen hilft gegen Stress und in beklemmenden Situationen? Besser zehn Kilogramm Stress im Rucksack als fünfzehn! Die Gehirnwäsche der Tabakindustrie ist schon was Tolles: Nicht einmal Akademiker bleiben verschont.

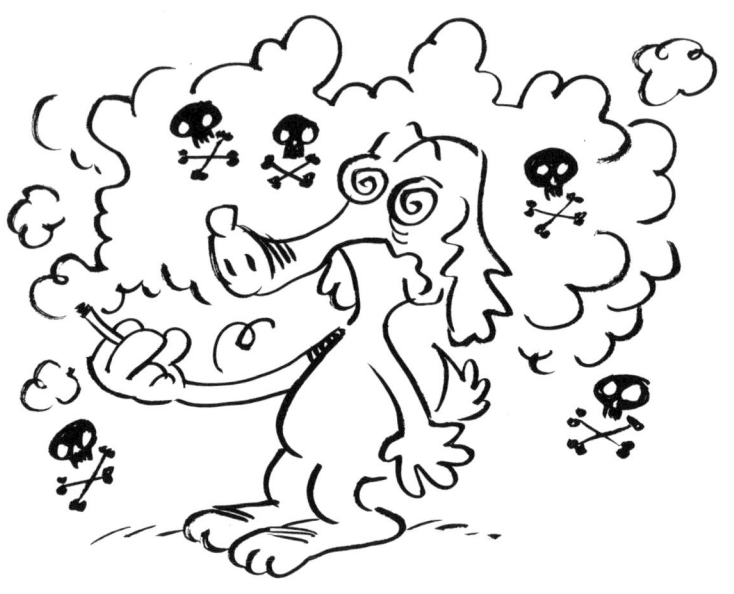

Etwa 4000 Gifte im Rauch
verursachen eine Unmenge von
tödlichen Raucherkrankheiten.

81. Günter wird krank

Dabei ist es eigentlich ganz logisch: Wer so viel Gift und Dreck zu sich nimmt wie ein Raucher, wird krank. Im Rauch sind etwa 4000 giftige Chemikalien. Darunter:

Teer: Klebt die Flimmerhärchen in den Atemwegen fest und erzeugt Bronchialinfekte. Setzt sich auf die Lungenoberfläche und erschwert dem Sauerstoff den Zugang zu den roten Blutkörperchen, die ihn durch den Körper tragen sollen. Erzeugt Krebs, vor allem Lungen-, Zungen- und Mundbodenkrebs.

Kohlenmonoxid: Giftgas. Besetzt die roten Blutkörperchen, so dass weniger Sauerstoff zur Nährstoffverbrennung in die Zellen kommt. Das Blut wird dickflüssig, die Kondition mies. Da Raucher zur Verkalkung neigen, stockt die Durchblutung, und allen Organen fehlt Sauerstoff. Folgen: fahle Haut, Früh- und Fehlgeburten, Impotenz, Raucherbein, Herzinfarkt, Schlaganfall. Oft tödlich.

Oder auch Cadmium (fruchtbarkeitsschädigend), Acetaldehyd und Benzol (Krebs erregend), Radon (radioaktiv), Polonium 210 (radioaktiv). Kein Wunder: Das führt häufig zu Brustkrebs, Nierenkrebs, Blasenkrebs, Bauchspeicheldrüsenkrebs, Kehlkopfkrebs, Speiseröhrenkrebs, Magenkrebs oder Blutkrebs. Gute Besserung!

Lass dich nicht von den
üblen Krankheiten ärgern.
Sie betreffen nur die Raucher.
Wer wieder Nichtraucher
wird, dessen Organe erholen
sich vom Gift. Du wirst
wieder gesund!

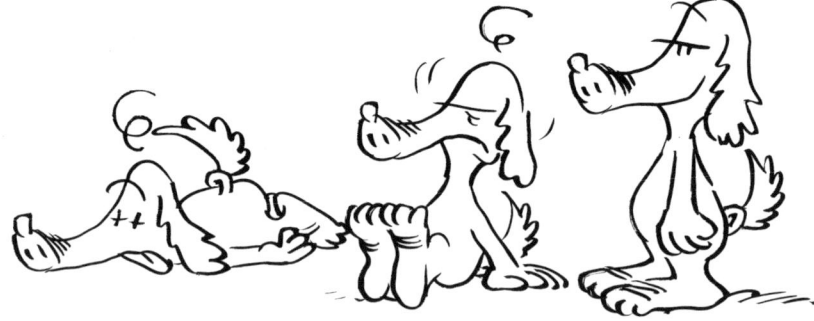

82. Günter wird gesund

»Puuuh«, sagt Günter. »So schlimm ist das alles?
Erst mal eine rauchen!« Ja, Günter, fütter deinen
Wildschweinwolf. Schnell weg mit dem Entzugsstress und dem schlechten Gewissen … »Aber
dauert es nicht viel zu lange, bis sich alle Organe
wieder erholen? Lohnt sich das Aufhören überhaupt noch?« Vorsicht, Günter: Lass dich nicht
zum Selbstbetrug verführen. Natürlich lohnt sich
das Aufhören! Stell dir vor, du hast jahrelang täglich Terpentin getrunken. Jetzt willst du damit aufhören. Würdest du weiterhin Terpentin trinken,
nur weil dein Magen ein paar Wochen zur Erho-
lung braucht?

Wer aufhört zu rauchen, wird wieder gesund! Also
freu dich darauf, statt feige zu kneifen: Die Krankheiten betreffen dich bald nicht mehr. Schon
nach drei Tagen hast du so viel Sauerstoff im Blut,
dass du vor Energie die Treppe hinaufrennst! Deine Haut wird wieder zart – schließlich bekommt
sie endlich wieder Sauerstoff! Schlaganfall- und
Herzinfarktrisiko sind übermorgen halbiert! Dein
Krebsrisiko sinkt augenblicklich, sobald du die Zu-
fuhr Krebs erregender Substanzen stoppst! Du wirst
fitter, gesünder und ausgeglichener werden – und
man wird es dir ansehen.

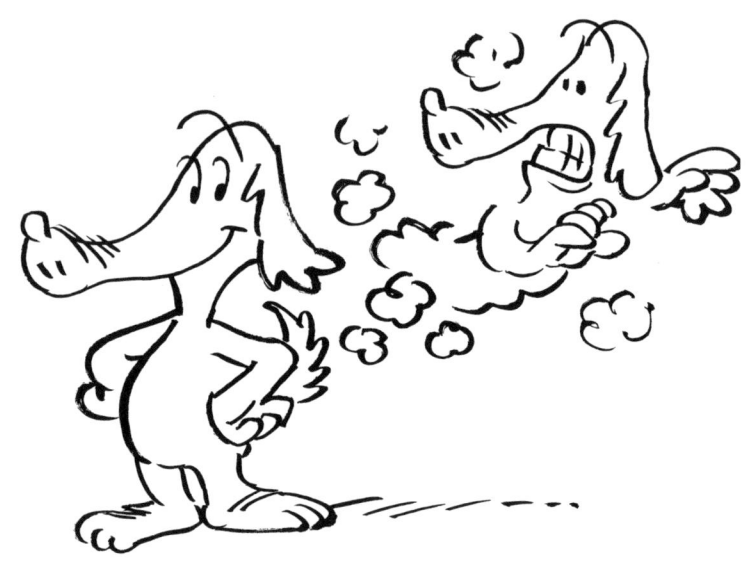

Das Aufhören ist einfach,
wenn man weiß, wie es geht.
Ängste werden sich in Luft
auflösen!

83. Aufhören! Wie?

Günter will es gar nicht glauben. »Auch Nichtraucher bekommen Krebs«, hat er immer gesagt. Jetzt weiß er: klar, weil Rauchen nicht die einzige Krebsursache ist. Es ist aber die wichtigste. Oder: »Wir sterben doch eh alle.« Na klar! Die Raucher eben sieben Jahre früher. Oder: »Opa war Raucher und ist 80 geworden!« Respekt! Erstaunlich für einen Raucher. Als Nichtraucher hätte Opa wohl länger gelebt.

Das ist schon eine merkwürdige Raucherlogik, die du da all die Jahre schon pflegst. Also wir wär's, Günter: Schluss mit dem Selbstbetrug? Endlich wieder fit und gesund werden? Nie mehr das Leeregefühl haben? Raus mit der Watte aus den Rezeptoren-Ohren? Nicht mehr stinken? Geruchs- und Geschmackssinn sich erholen lassen? Nicht mehr durchgetaktet sein und jede Dreiviertelstunde rausmüssen? Nie mehr nach Zigarettengeld kramen? Endlich frei sein und selbstbestimmt – was die Tabakwerbung dir jahrelang versprochen hat? Unabhängig sein – vom Nikotin?

»Na klar«, sagt Günter. »Nur wie?« Ruhig, kleiner Schweinehund. Zigtausende machen es dir vor – schau dich um! Es geht! Es ist leicht! Und nichts wird dir fehlen! Lies einfach sorgfältig die nächsten Kapitel.

Wenn sie verstehen, dass
sie auf nichts verzichten,
sind Ex-Raucher glücklich
und frei.

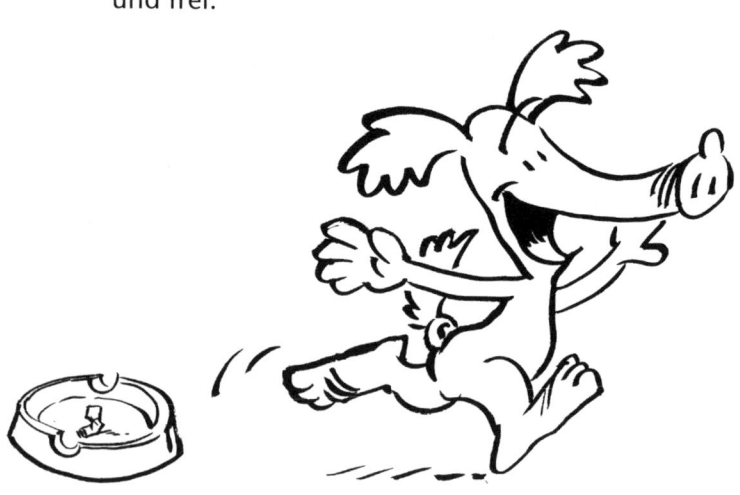

84. Was wird mir fehlen?

»Aber die Ex-Raucher?«, fragt Günter. »Ich kenne
welche, die quälen sich nach Monaten noch!«
Ein wichtiger Gedanke. Denn wenn Raucher mit
dem Rauchen aufhören, werden sie ja Ex-Raucher.
Welche Gefühle erwarten einen da?

Es gibt zwei Arten von Ex-Rauchern. Die unglücklichen und die glücklichen. Die unglücklichen Ex-
Raucher denken, sie würden auf etwas verzichten.
Obwohl sie seit Wochen, Monaten oder gar Jahren
nicht mehr geraucht haben, trauern sie dem Rauchen hinterher und schmachten alle Raucher an –
dabei haben sie längst keine Stöpsel mehr in den
Rezeptoren. Sie haben es schwer. Die glücklichen
Ex-Raucher waren das Rauchen von einer Sekunde
zur anderen los. Ihnen fällt es im Traum nicht ein,
jemals wieder eine Zigarette auch nur anzufassen.
Ihnen geht es gut, sie sind frei.

Günter bangt. »Wie wird es wohl bei dir sein?«
Und hat schon die nächste Ausrede parat: »Lieber
sicherheitshalber weiterrauchen?« Keine Sorge,
Günter: Du wirst kein unglücklicher Ex-Raucher
werden! Alles eine Frage der richtigen Technik ...

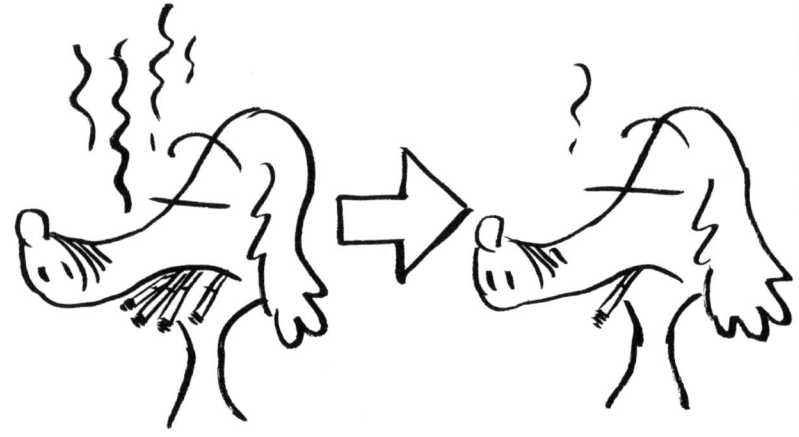

Den Zigarettenkonsum zu reduzieren
oder Nikotinpräparate zu benutzen, sind
fragwürdige Methoden.

85. Reduzieren? Nikotinpräparate?

»Vielleicht nicht gleich auf einmal aufhören, sondern Stück für Stück?«, fragt Günter. »Wenn man jeden Tag ein bisschen weniger raucht, verschwindet das Rauchen doch von alleine!« Aber Günter. Hast du vorhin in Neurobiologie nicht aufgepasst? Was sollen deine Rezeptoren dazu sagen? Lässt du zum Beispiel die 14-Uhr-Zigarette weg und rauchst erst wieder um 16 Uhr, empfindest du eben länger eine Leere als sonst. Und die Zigarette um 16 Uhr macht auch nichts anderes als um 14 Uhr: Sie schickt Nikotin in die Rezeptoren-Ohren, und die behalten ihre Watte deshalb drin. Doch weil du so lange auf die Zigarette gewartet hast, scheint sie dir nur besser zu schmecken …

»Und Nikotinkaugummis oder -pflaster?« Günter, Günter. Kommt ein Alkoholiker mit Weinbrandbohnen vom Alkohol weg? Es ist egal, wie du Nikotin zu dir nimmst – ob du es klebst, kaust oder rauchst. Wenn du vom Nikotin loskommen willst, dann hör auf, es zu nehmen. Deine Rezeptoren wollen eine klare Ansage: Watte rein oder raus? Entweder du bist Raucher – dann nimm die Menge Nikotin, die dein Gehirn für die Illusion eines Wohlgefühls braucht, in den Abständen, die dir dein Nikotinabbautempo vorgibt. Oder du bist Nichtraucher – dann genieß deine körpereigenen Wohlfühltöne.

Nichts im Leben geht durch Druck. Viel motivierender ist ein Sog. Lenk Günter mit den richtigen Worten in die richtige Richtung!

86. Druck machen?

Günter dachte jahrelang, das Rauchen sei ein Genuss, Aufhören eine Qual und das Nichtrauchen Verzicht. Darum verwendet er manchmal seltsame Wörter, wenn er mit dir spricht. Er sagt etwa, du »musst« das Rauchen »aufgeben« – so als hätten die vielen glücklichen Ex-Raucher kein tolles Leben gewonnen! »Müssen« und »aufgeben« will keiner was, und darum hörst du so was auch nicht gern. Nichts im Leben funktioniert gut mit Druck. Es ist egal, ob dich ein militanter Nichtraucher unter Druck setzt oder du dich selbst: Schweinehunde haben ihren eigenen Kopf und reagieren sofort mit Gegendruck: »Jetzt erst recht eine Zigarette!«

Darum achte immer darauf, wie Günter mit dir spricht. Sagt er zu dir: »Du darfst nicht rauchen, du musst aufhören!«? Dann bitte ihn, stattdessen zu sagen: »Du musst gar nicht rauchen, du darfst damit aufhören!« Spürst du, wie sich der Druck löst und ein Sog entsteht? 90 Prozent der Raucher wollen lieber Nichtraucher sein. Nicht weil sie müssen, sondern weil sie wollen. Es gibt also nichts aufzugeben, sondern nur zu gewinnen. Auch du kannst wieder Nichtraucher werden, wenn du es dir erlaubst. Dann geht Günter ganz von alleine in die richtige Richtung.

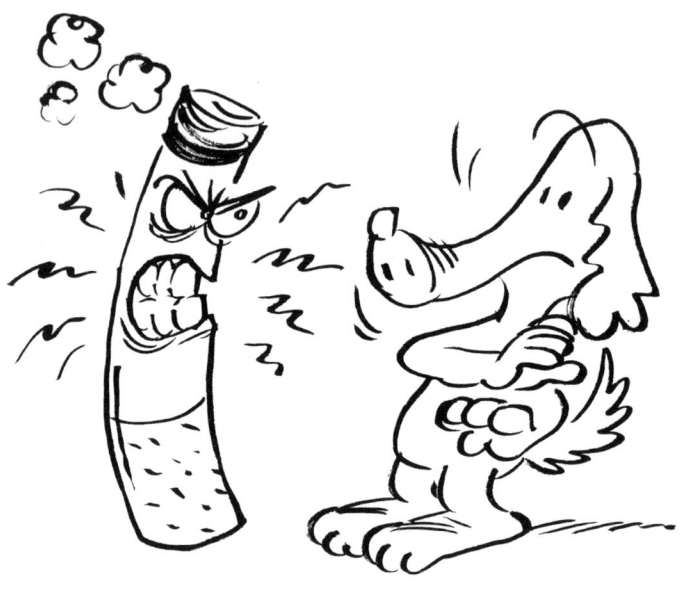

Die Zigarette ist kein Freund.
Sie ist ein Feind. Sie sagt dir,
dass sie gegen Stress hilft, doch
hinter deinem Rücken setzt sie
dich unter Strom und macht
dich abhängig.

87. Ein Freund, ein guter Freund …

Ist Rauchen denn so ein guter Freund, dass es weh täte, dich von ihm zu trennen? Stell dir mal einen guten Freund vor. Einen, der dich tröstet, wenn die Welt mal gegen dich ist. Jetzt pfeift dich dein Chef zusammen, weil du angeblich geklaut hast. Hast du aber gar nicht, wie ungerecht! Am Abend tröstet dich dein Freund. Er nimmt dich in den Arm und sagt lieb: »Na komm, ich bin doch bei dir. Ist ja wieder gut.« Und du lässt dich von ihm einlullen, und irgendwie ist es wieder gut. Am nächsten Tag kommt der Chef zu dir und sagt: »Sie haben da ja einen irren Freund. Der hat Sie bei mir angeschwärzt. Dabei haben Sie ja gar nicht geklaut!« Du fragst erstaunt: »Was? Mein Freund hat mich angeschwärzt? Aber warum?« – »Offenbar nur, damit er Sie hinterher trösten kann!«

Was sagst du zu so einem Freund? Sagst du ihm: »Wir können uns nur noch am Wochenende sehen«? Nein. Dieser Freund fliegt hochkant aus deinem Leben. Die Zigarette ist dieser Freund: Vorne herum erzählt sie dir, sie helfe gegen Stress. Aber hintenrum setzt sie dich so unter Strom, dass du sie alle 45 Minuten brauchst. Weg mit diesem »Freund«! Du gibst nichts auf und musst weder trauern noch verzichten.

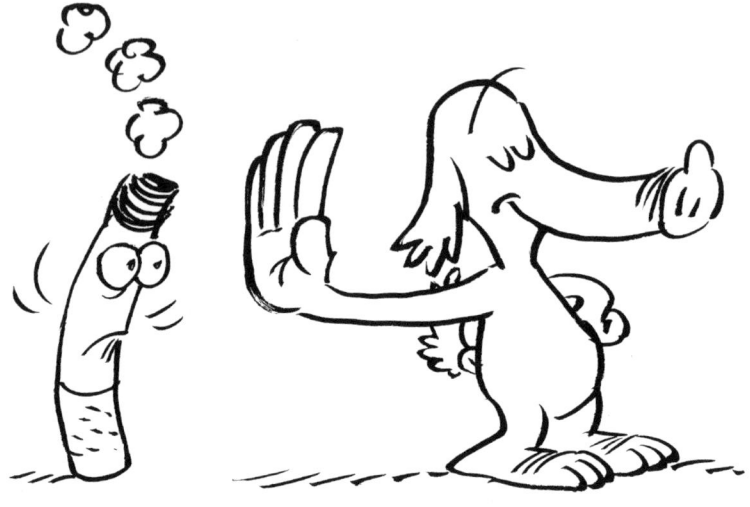

Mit dem Rauchen aufzuhören ist
eine wunderbare Entscheidung.
Kein Ex-Raucher hat sie je bereut.

88. Die Entscheidung

Eine Droge, die nur kurz ein Leeregefühl beseitigt, das sie selbst erzeugt. Eine Kettenreaktion, deren Sinn nur darin besteht, sich selbst aufrechtzuerhalten. Die jede Nacht von alleine zum größten Teil ausläuft, und die du bisher jeden Tag wieder neu angestoßen hast. Eine Substanz, die dein Gehirn dabei stört, schöne Dinge zu empfinden. Eine Substanz, die dich von sich abhängig macht, weil sie dir kurz schöne Gefühle vorgaukelt, die Nichtraucher sowieso ständig erleben. Eine nervende Bestie. Jede Menge Selbstbetrug, weil du die Bestie irgendwann zum Kulturgut erklärst, um dich mit ihr abzufinden. Ein Produkt, das dir genau das Gegenteil dessen antut, was die Werbung dir verspricht: Krankheit und Tod, statt mitten im Leben zu stehen. Stress und Sucht statt Freiheit und Selbstbestimmung. Ein Giftcocktail von mehr als 4000 Chemikalien, die Körper und Geist den Sauerstoff entziehen, den du so dringend brauchst, um glücklich zu sein. Was soll das?

Gleich triffst du eine wichtige Entscheidung. Triff sie. Triff sie einmal, triff sie richtig. Ohne Druck und ohne Zwang. Atme auf und freu dich schon mal: Gleich bist du das Zeug los!

Je öfter du die früheren
Rauchersituationen
ohne Zigarette erlebst,
desto schneller
verblasst die Idee,
dabei zu rauchen.
Fang gleich damit an.
Und genieß es!

89. Konditionierungen ändern

Bevor du deine letzte Zigarette rauchst, nun noch ein paar Gedanken fürs neue Nichtraucherleben. Womöglich fragt sich Günter nun Dinge wie: »Sollst du am Anfang auf Kaffee verzichten? Kaffee war immer so ein spezieller Bimmel-Sabber-Reflex. Oder sollst du dich jetzt von Rauchern fernhalten? Nicht, dass ich wieder schwach werde!« Doch wenn du den Kaffee streichst, nimmst du Günter die Chance zu lernen, dass Kaffeetrinken auch ohne Zigarette geht. Und wenn du deine Raucherfreunde meidest, hast du wahrscheinlich bald Sehnsucht nach ihnen. Also leb doch einfach normal weiter – nur eben ohne Zigaretten! Fang am besten gleich damit an: Trink gleich nach diesem Buch eine schöne Tasse Kaffee und rauch dabei keine. Oder triff einen Raucher und rauche keine. Oder geh essen und rauch danach keine. Geh auf eine Party, trink ein Bier und rauch dabei keine. Am Anfang ist das vielleicht ungewohnt. Aber je öfter du es tust und dich über deine neue Unabhängigkeit freust, desto schneller wird sich alles wieder normal anfühlen – wie früher, als du noch Nichtraucher warst. Also rein ins pralle Leben! Erlebe freudig die Bimmel-Sabber-Situationen und sag dir jedes Mal: »Hey, früher hätte ich jetzt eine geraucht! Toll, dass ich das nicht mehr brauche!« Und wenn du ein Problem hast, dann sag dir: »Hurra, das werde ich jetzt ohne Zigarette lösen!« So kann jedes Problem zum Erfolgserlebnis werden.

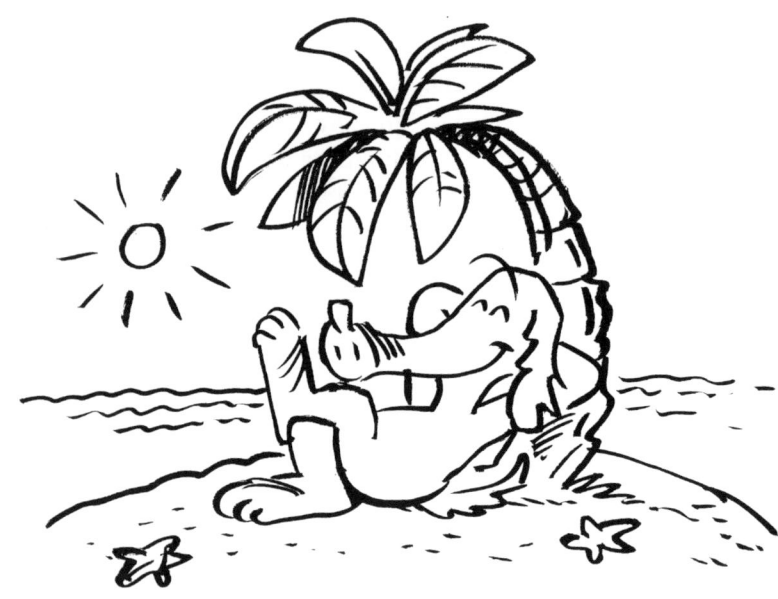

Manche Verknüpfungen bleiben bestehen, weil Günter keine Gelegenheit hat, sie zu verlernen. Wenn sie kommen, freu dich darüber! Und hake sie ab. Du hast gewonnen!

90. Sessellift und Lieblingspalme

Wenn du alle Rauchersituationen ohne zu rauchen
erlebst, festigt Günter schnell neue Vorstellungen
vom Leben. Denk an die kleine Welt: Neues ist erst
ungewohnt und wird dann schnell gewohnt. Was
du rauswirfst, daran denkst du bald nicht mehr.
Jetzt wirft Günter eben das Rauchen aus der kleinen Welt und holt das Nichtrauchen wieder rein.
Kaffee, Stress, nette Runde, Erfolge, Misserfolge –
Günter wird schnell lernen, dass alles im Leben
ohne Qualm geht – und sogar viel, viel besser!
Weil Gleiches Gleiches anzieht, lernt er weitere Ex-
Raucher kennen, die dich bestärken: Sie vermissen
nichts, und sie fühlen sich hervorragend.

»Und was ist im Urlaub?«, fragt Günter. Wenn du
einmal im Jahr im Sessellift oder unter deiner Lieblingspalme sitzt und bisher dabei eine geraucht
hast, hast du wahrscheinlich beim nächsten Urlaub wie immer den Impuls: »Rauch eine!« Tja,
da war wohl noch eine Pawlowsche Verknüpfung
offen. Was tun? Ganz einfach: Geh offen in die
Situation rein: »Hey, das war jetzt die letzte Bim-
mel-Sabber-Verknüpfung, die noch offen war!
Nun ist das auch vorbei.« Und dann genieß die
Bergluft und den Strand. Sei dir sicher: Du bist
Nichtraucher.

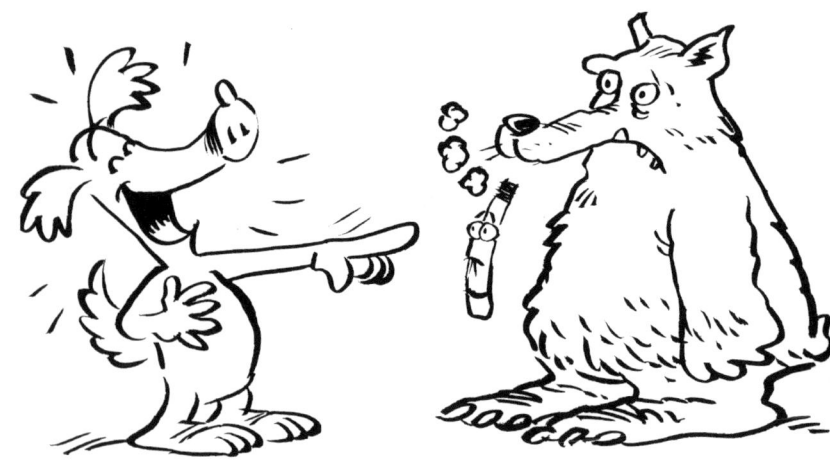

Gegen dumme Gedanken helfen
einige Mental-Tricks. Wende sie an!
So wirst du immer sicherer.

91. Tricks gegen dumme Gedanken

»Und was, wenn doch mal so ein komisches Gefühl kommt?«, fragt Günter. So ein Impuls zum Rauchen ist gar nicht schlimm. Es ist nur ein seltsames Gefühl, das dir nichts anhaben kann. Schließlich verliert der Wildschweinwolf sehr schnell seine Kraft! Natürlich wirst du ab und zu noch ans Rauchen denken – wie an dein altes Fahrrad. Aber das ist kein Grund, es sich zurückzuwünschen, sondern nur ein kleiner, dummer Gedanke.

Am wichtigsten ist: nicht hineinsteigern! Wer sich auf schwache Gefühle konzentriert, macht sie stark. Lass Günter lieber sagen: »Wie seltsam, dieses Gefühl! Arme Raucher: So was fühlen die ständig. Schön, dass ich es los bin!« Oder: »Sieh an, das ist das letzte Gejammer vom Wildschweinwolf.« Und winke ihm: »Tschüüüüs!« Und wende dich dann den Dingen zu, die du gerade gemacht hast – Arbeiten, Bügeln, Lernen, Autofahren, Skatspielen. Reiß das Fenster auf und ziehe frische Luft tief in deine Lungen – das tut richtig gut und ist sowieso viel besser als Rauch. Seltsame Gefühle – wenn du sie denn hast – gehen von ganz allein vorbei. Sie kommen vom Rauchen, nicht vom Nichtrauchen. Sei stolz auf dich.

Wer Nahrungshunger
und Nikotinhunger
auseinanderhält und
seine Ernährung
beibehält, nimmt
nicht zu.

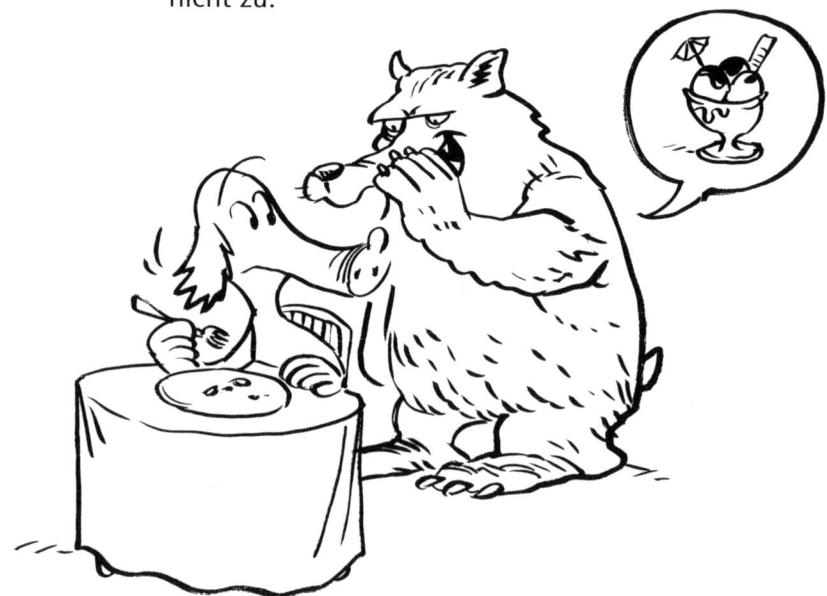

92. Die Sache mit dem Gewicht

Eine Frage hat Günter aber dann doch noch. »Wer
aufhört zu rauchen, nimmt doch zu! Tante Ilse,
Onkel Horst, der Klaus … – alle fett!« Aufhören
macht dick, davon ist Günter felsenfest überzeugt.
Keine Sorge: Aufhören muss nicht dick machen.
Erinnerst du dich an das Leeregefühl, das Raucher
regelmäßig haben? Das fühlt sich ein bisschen an
wie Hunger. Eine Leere im Brust-Bauch-Bereich.
Wer aufhört zu rauchen, spürt das vielleicht in der
ersten Zeit. Wer dieses Gefühl für Hunger hält und
etwas isst, stellt seine Ernährung um und nimmt
zu. Logisch.

Du bleibst schlank, wenn du deine Ernährung
beibehältst und »Hunger« und »Hunger« ausein-
anderhältst. Bisher hat das Mittagessen deinen
Nahrungshunger gestillt, und die Zigarette danach
deinen Nikotinhunger. Merke: Wenn du nach dem
Essen noch ein Hungergefühl hast, ist es der Wildschweinwolf! Ein Nachtisch hätte keinen Sinn – du
hast ja keinen Nahrungshunger mehr. Mach dir
also einfach klar, dass das Leeregefühl bald selbst
vorbeigeht. Jeder Schnupfen ist schlimmer!

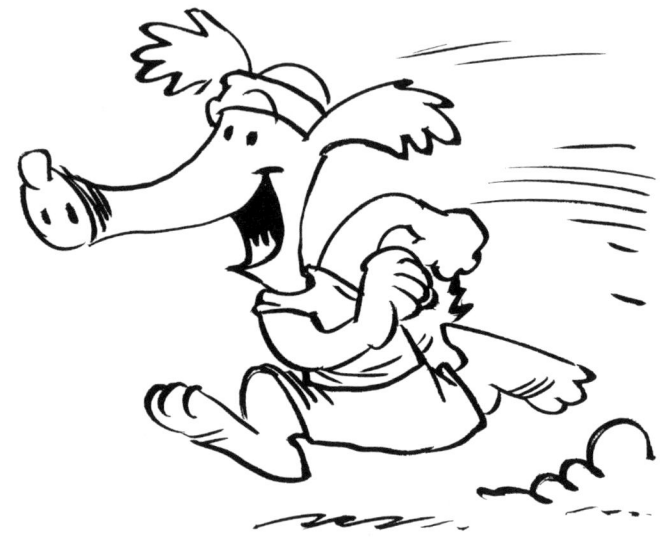

Raucher verbrennen 200 Kalorien
mehr pro Tag, weil ihr blockierter
Organismus mehr Kraft braucht. Als
Ex-Raucher hast du mehr Sauerstoff
und verbrennst Nährstoffe besser.

93. Stoffwechsel und Sauerstoff

»Aber der Stoffwechsel?«, protestiert Günter. »Raucher verbrauchen doch mehr Kalorien als Nichtraucher!« Das ist zwar richtig, Günter, aber leider übersehen viele dabei den Gesamtzusammenhang: Ja, Raucher verbrennen etwa 200 Kalorien mehr pro Tag als Nichtraucher, das entspricht einem harmlosen 50-Gramm-Müsliriegel. Aber warum tun sie das? Weil sie sozusagen mit angezogener Handbremse fahren. Die ständige Kohlenmonoxidzufuhr macht das Blut dickflüssig, und um diese Pampe zu pumpen, braucht der Organismus mehr Kraft. Das ist aber keine gesunde Art, Energie zu verbrauchen! Von den ganzen Kränkeleien ganz zu schweigen …

Und was geschieht, wenn du mit dem Rauchen aufhörst? Dann landet endlich wieder Sauerstoff in deinen Zellen und die Krankheiten verschwinden. So verbrennt dein Körper Nährstoffe viel besser als zu Raucherzeiten. Also setz diese zusätzliche Kraft doch einfach in Bewegung um! Werd aktiv! Dann nimmst du nicht zu, sondern ab! Und wenn du dennoch Sorgen haben solltest, zuzunehmen, dann trink mehr Wasser, iss mehr Salat, Obst und Gemüse und spare ein bisschen bei süßen Lebensmitteln. Du wirst sehen: Plötzlich schmilzt die Schwarte dahin – obwohl du mit dem Rauchen aufgehört hast …

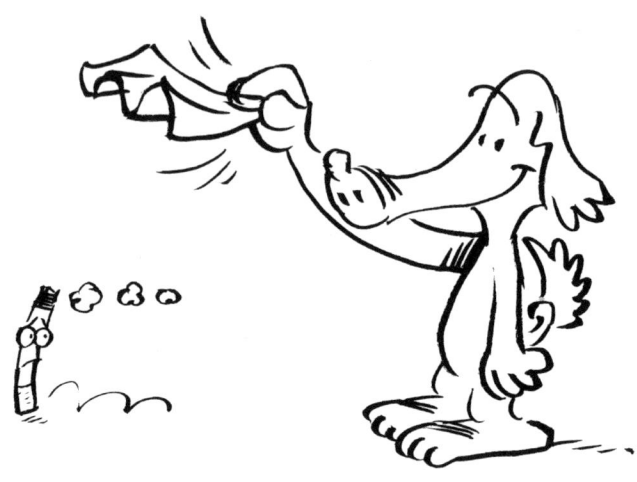

Bitte rauche noch eine letzte Zigarette.
Nutze sie, um ein für alle Mal Abschied
von der Qualmerei zu nehmen. Sei dir
bewusst darüber: Du wirst es nie mehr
brauchen!

94. Die letzte Zigarette

Fassen wir noch einmal zusammen! Nichtrauchern fehlt nichts. Ex-Rauchern fehlt auch nichts – die Rezeptoren haben ihre Stöpsel längst rausgeworfen, die Ex-Raucher sind wieder frei. Sie brauchen keine Zigarette mehr – in keiner Situation. Darum ist es jetzt Zeit, Abschied zu nehmen. Ohne Wehmut. Du trennst dich von einem betrügerischen Feind, der jahrelang so getan hat, als wäre er ein Freund, und dich dabei krank und abhängig gemacht und jede Menge Geld gekostet hat.

»Jetzt noch eine rauchen?«, fragt Günter. Ja! Bitte rauch noch eine. Die Letzte. Rauch sie alleine, ganz bewusst. Und sei dir klar darüber, dass es die Letzte ist – damit du sie sicher nur einmal rauchst. Spür noch mal, wie der Qualm in deine Lungen dringt und die Flimmerhärchen zuklebt. Spür, wie der Nikotinlärm einmal noch die Ohrstöpsel in den Rezeptoren durchdringt und Botenstoff spielt. Dann mach dir klar, dass du das fortan nie mehr brauchen wirst. Denn nur Raucher brauchen das Rauchen. Und auch nur Rauchern fehlt ständig irgendwas – wenn sie nämlich nicht rauchen. Wenn du in Zukunft nicht rauchst, wird es jedes Mal ein Triumph für dich sein. Du wirst unabhängig, selbstbestimmt und frei sein.

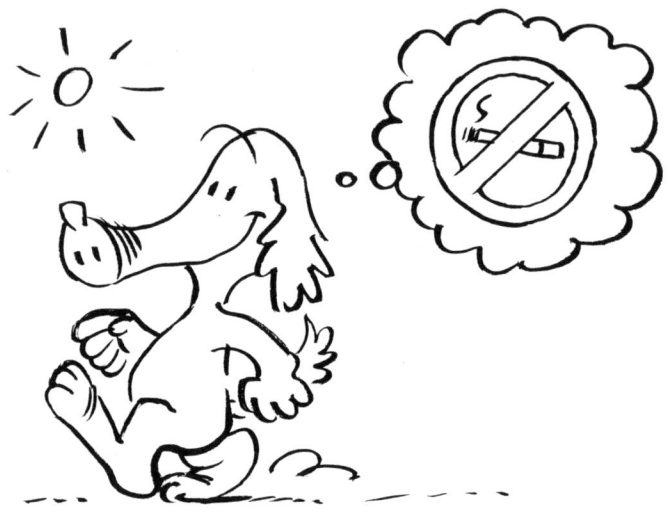

Frag nicht, wann du Nichtraucher bist.
Du bist jetzt Nichtraucher! Du hast
jetzt nur noch eine Stimme im Kopf.
Das schlechte Gewissen ist vorbei, du
bist klar.

95. Herzlichen Glückwunsch!

Hast du deine letzte Zigarette geraucht? Trörööö!
Du hast sie ausgedrückt, und fortan gehören Kohlenmonoxid, Krebs und schwachsinnige Kettenreaktionen nicht mehr in dein Leben hinein. Herzlichen Glückwunsch! Du bist nun Nichtraucher. Sei stolz auf dich! Du hast etwas geschafft, was sich 90 Prozent der Raucher sehnlichst wünschen, worum sie dich beneiden – auch wenn viele es nicht zugeben.

Frag nicht, wann du Nichtraucher bist. Zähl keine Tage. Du bist jetzt bereits Nichtraucher! Ab sofort hast du nur noch eine Stimme im Kopf. Streich den Tag in dem Kalender an und feier ihn künftig jedes Jahr. Günter wird sich schnell daran gewöhnen, dass nun alles einfacher, freier und leichter wird. Nimm ihn mit auf diese wunderschöne Entdeckungsreise, die du vor dir hast. Du wirst viele neue Seiten an dir entdecken! Körperlich, mental, sinnlich – du bist einfach zu beneiden!

Das Wichtigste ist jetzt: Feier jede Zigarette, die du nicht rauchst. Sag dir jedes Mal: Ich bin frei, ich brauche es nicht! Und lies noch die folgenden Tipps, damit auch in brenzligen Situationen nichts schiefgeht.

Denk bei Stress immer daran: Rauchen entspannt nicht. Es löst nur den Stress, den es selbst erzeugt. Und das Rauchen macht nur Rauchern Stress. Dir nicht.

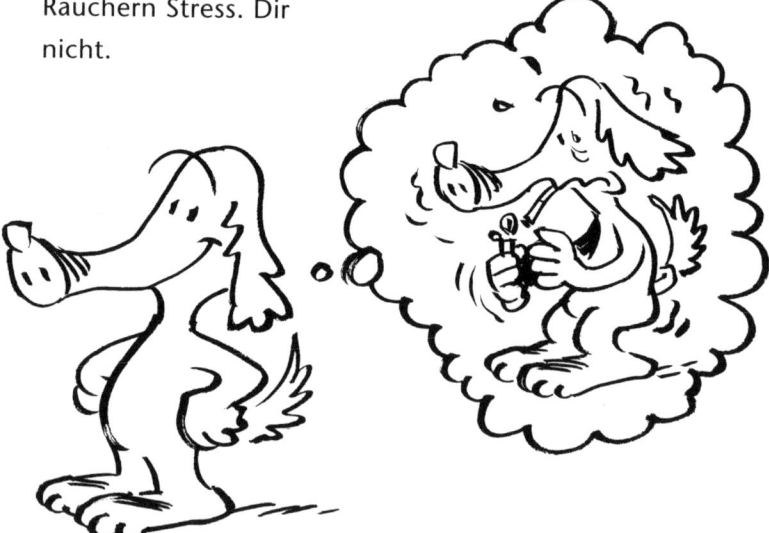

96. Was tun bei Stress?

Na, Günter, freust du dich auf die Rauchersituationen? Der Schweinehund wedelt mit seinem Ringelschwanz. Jaaaa? Toll! Dann hast du die besten Chancen, schnell zu erkennen, dass dir ohne Zigaretten auch in Extremsituationen nichts fehlt.

»Und bei Stress?« Kein Problem: Stress ist ganz normal. Alle Menschen haben Stress – Raucher und Nichtraucher. Denn das eine hat mit dem anderen ja nichts zu tun! In der nächsten Stresssituation sind wir uns darüber bewusst, dass keine Zigarette der Welt den Stress lösen würde! Denn Zigaretten lösen nur den Stress, den sie selbst erzeugen. Zigaretten machen nur den Rauchern Stress, weil sie deren Gehirnstöpsel aufrechterhalten. Also haben nur Raucher das irrige Gefühl, eine Zigarette würde helfen. Eine Illusion! Raucher haben mehr Stress. Also fällst du darauf nicht mehr herein.

Familienstress, Beziehungsprobleme, Nervkram mit Behörden und im Job? »Super!«, freut sich Günter. »Alles Gelegenheiten zum Feiern!« Gut so. So wirst du als Nichtraucher immer sicherer!

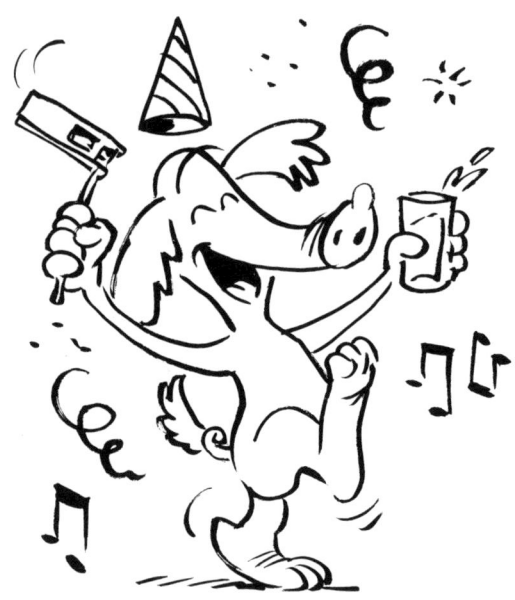

Feier weiterhin Partys!
So lernt Günter, dass
du ohne Zigaretten
feiern kannst. Pass auf
mit Alkohol: Durch ihn
drohen Kontrollverlust
und Rückfall.

97. Was tun bei Party?

»Und beim Feiern?«, fragt Günter. Mach es da genauso! Freu dich auf jede Party. Such dir Nichtraucherpartys – du wirst schnell verstehen, warum viele Leute die saubere Luft bevorzugen. Du wirst es bald zu schätzen wissen, dass du deine Kleider nicht mehr ständig waschen musst. Und geh auch bewusst auf Raucherpartys! Schau dir die Raucher an, wie sie ihren Pegel füllen, nur um kurz die Leere zu überwinden, die sie nur haben, weil sie rauchen. Mach dir klar, dass diese Raucher nicht wissen, was du jetzt alles weißt: Die meisten wissen nicht einmal, dass Rauchen eine Kettenreaktion ist. Du hingegen weißt jetzt Bescheid!

Und Vorsicht mit Alkohol: Alkohol enthemmt, darum geben Raucher dem Leeregefühl schneller nach und rauchen auf Partys mehr. Und weil Alkohol ein Betäubungsmittel ist, betäubt es die Kopfschmerzen, die das Nikotin hervorruft – und die Raucher rauchen noch mehr. Wenn du Alkohol trinkst, dann trink weiterhin welchen, damit Günter auch hierbei das Nichtrauchen lernen kann. Aber übertreib es damit nicht: Bei Kontrollverlust droht Rückfall.

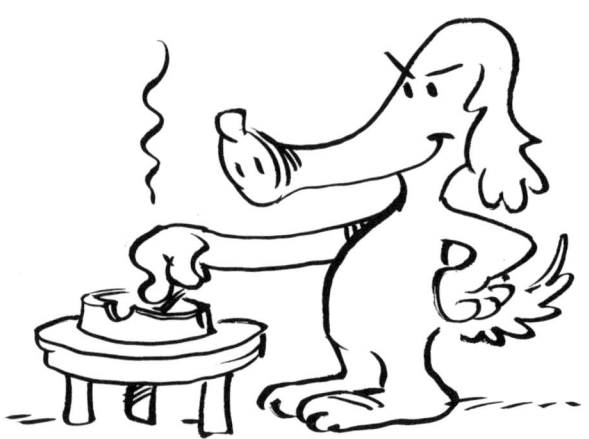

Drück bei einem Rückfall die
Zigarette sofort aus und verzeih dir
den Ausrutscher. Beuge Rückfällen
vor, indem du dir klarmachst:
Zigaretten nach längerer Zeit
schmecken scheußlich.

98. Was tun bei Rückfall?

Und wenn nun doch etwas passiert? Schauen wir uns mal einen Rückfall an: Ein Ex-Raucher zieht an einer Zigarette. Wie schmeckt das? »Scheußlich«, sagt Günter. Genau! Weil er längst keine Watte mehr in den Rezeptoren-Ohren hat. »Aber eine schadet doch nicht?«, fragt Günter leise. Achtung, Selbstbetrug: Sie schadet eben doch! Jedes bisschen Nikotin irritiert deine Nervenzellen. Also stopfen die Rezeptoren nun sofort wieder Watte in die Ohren, um sich gegen den Lärm zu schützen. Und der Ex-Raucher will – mit schlechtem Gewissen – bald schon die nächste qualmen ... Also Vorsicht: Sei bei einem Rückfall hellwach! Auch eine einzige Zigarette schadet dir. Drück die Zigarette sofort wieder aus. Und lass den Kopf nicht hängen. Verzeih dir den Fehler und unternimm sofort den nächsten Anlauf. Du bist Nichtraucher! Nichtraucher rauchen nicht!

Am besten schließt du Rückfälle durch Überzeugung aus: Wenn du bald vor deinem Kaffee sitzt und dich daran erinnerst, dass die Zigarette zum Kaffee immer besonders lecker erschien, dann mach dir klar: Die Zeit als Raucher war eine Zeit von Husten, Nerverei und Abhängigkeit. Und: Wenn du nach Jahren als glücklicher Nichtraucher eine anzündest – wie würde die schmecken? »Scheußlich«, sagt Günter. Eben! Also lass es.

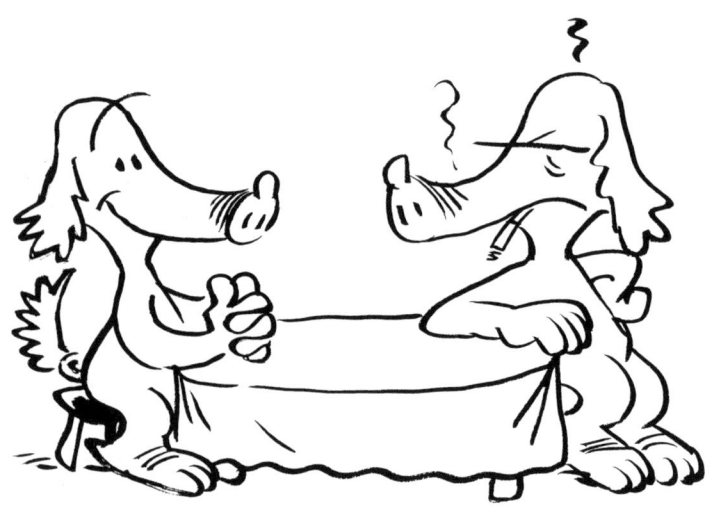

Am besten wird Günter kein militanter Nichtraucher-
Schweinehund, sondern bleibt so nett, wie er ist!
Rauchern hilft kein Druck. Viel besser ist dieses Buch!

99. Was tun mit Rauchern?

»Das wird ja alles spannend«, sagt Günter. Ja, kleiner Schweinehund. Wird es. Freu dich drauf! Du wirst eine neue Welt entdecken. Sei neugierig und offen!

Ach ja, eines noch: Bitte werde kein militanter Nichtraucher-Schweinehund. Geh den Rauchern nicht auf den Geist mit Sprüchen wie »Hör doch auf mit der Qualmerei, das macht krank«. Erinnerst du dich, wie solche Sprüche auf dich als Raucher gewirkt haben? »Die haben genervt«, erinnert sich Günter. Genau! Und warum? Weil Raucher zwei Stimmen im Kopf haben. Folge: Bei Druck schalten Raucher sofort auf Trotz und rauchen erst recht! Schade, dass so viele Raucher und Nichtraucher diesen Zusammenhang nicht kennen. Sei einfach froh, dass du mit einer Stimme denkst, und lass die Raucher in Ruhe. Die meisten werden von alleine kommen und dich fragen, wie du das gemacht hast. Gib ihnen einfach dieses Buch.

Übrigens: Passivrauchen macht nicht rückfällig. Dazu ist üblicherweise die Konzentration des Nikotins in der Atemluft nicht hoch genug. Und sobald der Rauch in den Augen beißt, wirst du den Raum sowieso verlassen.

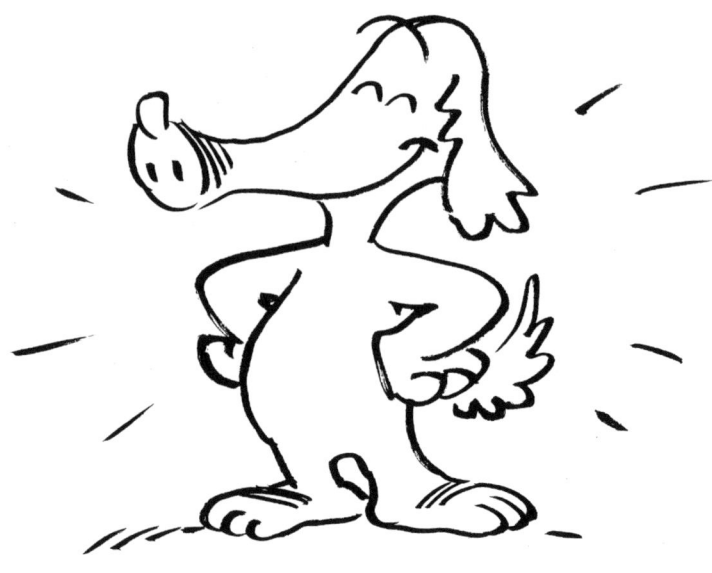

Günter ist jetzt Nichtraucher.
Allein der Gedanke zu rauchen
erscheint ihm fremd. Viel lieber
genießt er sein neues Leben
mit mehr Gesundheit, Geld und
Glück!

100. Günter, der Nichtraucher

Das ist Günter. Günter ist dein innerer Schweinehund. Er lebt in deinem Kopf und bewahrt dich
vor allem Übel dieser Welt. Wenn du etwas Neues
lernen sollst, ist Günter zur Stelle: »Das schaffen
wir«, sagt er dann, »Das macht Spaß!« und »Du
bist frei und kannst dein Leben selbst bestim-
men«. Und weil Günter inzwischen glücklicher
Nichtraucher ist, freut er sich über mehr Sauerstoff
in Körper und Gehirn, über seine fließende statt
durchgetaktete Zeit, über mehr Geld in der Tasche,
über saubere Finger und wohl riechende Klamot-
ten, über mehr Energie und Konzentration und ein
schöneres, längeres Leben.

Weißt du noch, Günter? Früher, als du noch geraucht hast? »Ach ja, stimmt … Schön, dass das
vorbei ist!« Allein der Gedanke an Aschenbecher
zu Hause erfüllt ihn mit Befremden, und er fragt
sich, wie er dieses lästige Leeregefühl so lange hat
ertragen können. Günter weiß vielleicht noch
nicht, dass die Entscheidung zum Nichtrauchen
auch für viele, viele andere Dinge im Leben maß-
gebend sein kann. Günter hat sich gezeigt, dass er
sein Leben selbst in die Hand nehmen und verbes-
sern kann. Günter kann stolz auf sich sein: Er ist
ein toller Schweinehund!

Buchtipps

Baum, Thilo: 30 Minuten für gutes Schreiben.
Offenbach: GABAL, 2004

Baum, Thilo & Frädrich, Stefan: Rauchen oder
nicht rauchen? Ein Leitfaden für Selbsthilfe-
gruppen. Essen: Bundesverband der Betriebs-
krankenkassen, 2005

Carr, Allen: Endlich Nichtraucher. München:
Mosaik bei Goldmann, 1992

Frädrich, Stefan: Günter, der innere Schweinehund. Ein tierisches Motivationsbuch. Offenbach:
GABAL, 2004

Frädrich, Stefan: Günter, der innere Schweinehund, für Schüler. Ein tierisches Motivationsbuch.
Offenbach: GABAL, 2006

Frädrich, Stefan: Günter, der innere Schweinehund, wird schlank. Ein tierisches Diätbuch.
Offenbach: GABAL, 2006

Frädrich, Stefan: Günter lernt verkaufen. Ein
tierisches Businessbuch. Offenbach: GABAL, 2005

Frädrich, Stefan: Luft! Ganz einfach Nichtraucher.
München: Droemer/Knaur, 2004

Glantz, Stanton A. et al.: The Cigarette Papers.
Berkeley, Los Angeles, London: University of
California Press, 1996

Haustein, Knut-Olaf: Tabakabhängigkeit. Köln:
Deutscher Ärzte-Verlag, 2001

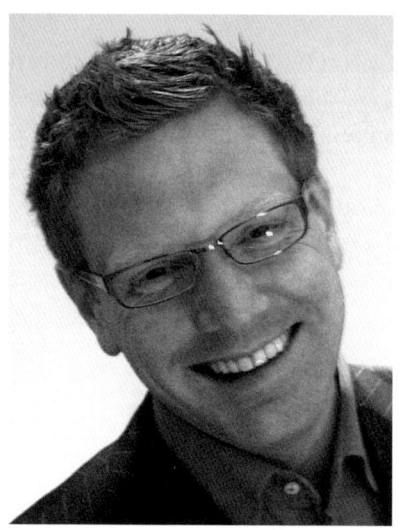

Die Autoren

Thilo Baum ist Kommunikationswissenschaftler und Journalist (www.thilo-baum.de). Er studierte Theaterwissenschaft und Publizistik in Berlin mit den Schwerpunkten Wissenschaftsjournalismus und Dramaturgie. Nach dem Studium arbeitete er mehrere Jahre beim »Berliner Kurier« als Redakteur. Heute ist Thilo Baum selbstständiger Trainer und Seminaranbieter. An der Berliner Journalistenschule KLARA unterrichtet er Volontäre, Journalisten und PR-Leute in Themen wie »Texten und Redigieren«, »Ich will in die Presse!« oder »Dramaturgie im Text«. 2004 erschien dazu sein Buch »30 Minuten für gutes Schreiben« bei GABAL.

Darüber hinaus ist Thilo Baum gemeinsam mit seinem Partner Dr. Stefan Frädrich Entwickler des Seminars »Nichtraucher in fünf Stunden« (www.nichtraucher-in-5-stunden.de), das er selbst erfolgreich gibt und zu dem er Nachwuchstrainer ausbildet.

Thilo Baum lebt in Berlin.

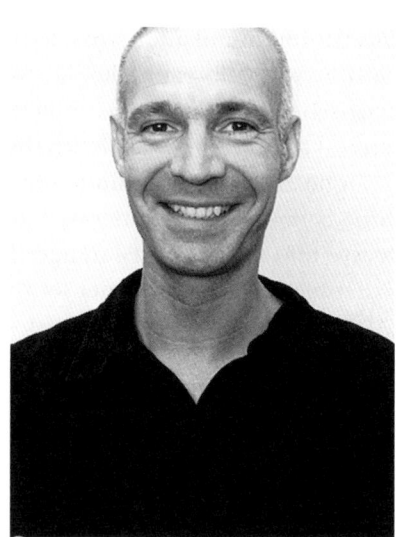

Dr. med. Stefan Frädrich (www.stefan-fraedrich.de) ist Autor, Trainer, Redner und Coach. Er sitzt im Expertenrat der Mentor-Stiftung und ist gern gesehener Gast in den Medien – unter anderem als Gesundheitscoach im Fernsehen. Außerdem tritt Stefan Frädrich gelegentlich als Schauspieler und Moderator auf. Stefan Frädrich studierte Medizin, promovierte mit einer forensisch-psychiatrischen Arbeit und war Arzt in der Uni-Psychiatrie. Dann bildete er sich zum Betriebswirt (IHK) weiter und war in der Geschäftsführung eines mittelständischen Betriebes tätig. Seine Lieblingsthemen sind Kommunikation, Management, angewandte Psychologie und Motivation.

Das Didaktik-Konzept von »Günter, der innere Schweinehund« setzt Stefan Frädrich auch in seinen Seminaren um. Seine Firmen »Luftfabrik« (gemeinsam mit Thilo Baum) und »Pigdog« (www.nichtraucher-in-5-stunden.de) führen im gesamten deutschsprachigen Raum sehr erfolgreich Nichtraucherseminare durch. Und weil Günter ein so erfolgreicher Schweinehund ist, gibt es nun endlich auch eine eigene Günter-Kollektion (www.guenterantwortet.de).

Stefan Frädrich lebt in Köln.

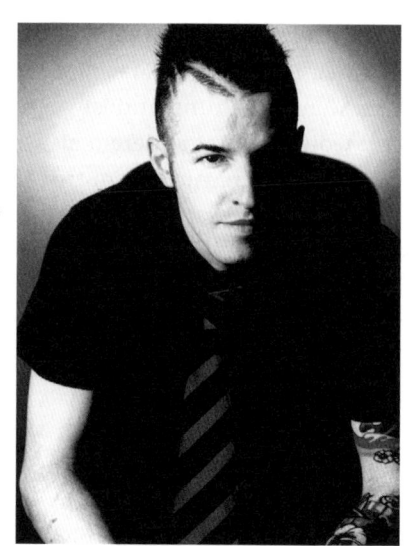

Der Illustrator

Timo Wuerz ist freier Designer, Illustrator und Künstler (www.timowuerz.com).

Seinen ersten Clown malte er schon mit knapp zwei Jahren, und seit seiner ersten Ausstellung mit zarten 14 Jahren feiert er erstaunlich vielseitige Erfolge: über ein Dutzend Comics und Kinderbücher, weltweit Aufträge für Architektur, Briefmarken, CD-Cover, Corporate Design, Filme, Magazinillustrationen, Poster und Spielzeug sowie die Gestaltung von Themenparkattraktionen. Die Arbeiten von Timo Wuerz sind mittlerweile in mehreren Museen (u.a. San Francisco Museum of Modern Art) zu sehen. Und er macht noch immer alles, was für ihn neu ist und sein Interesse weckt.

Timo Würz lebt in Hamburg.

Die
Plüsch-Günter
zum Buch!

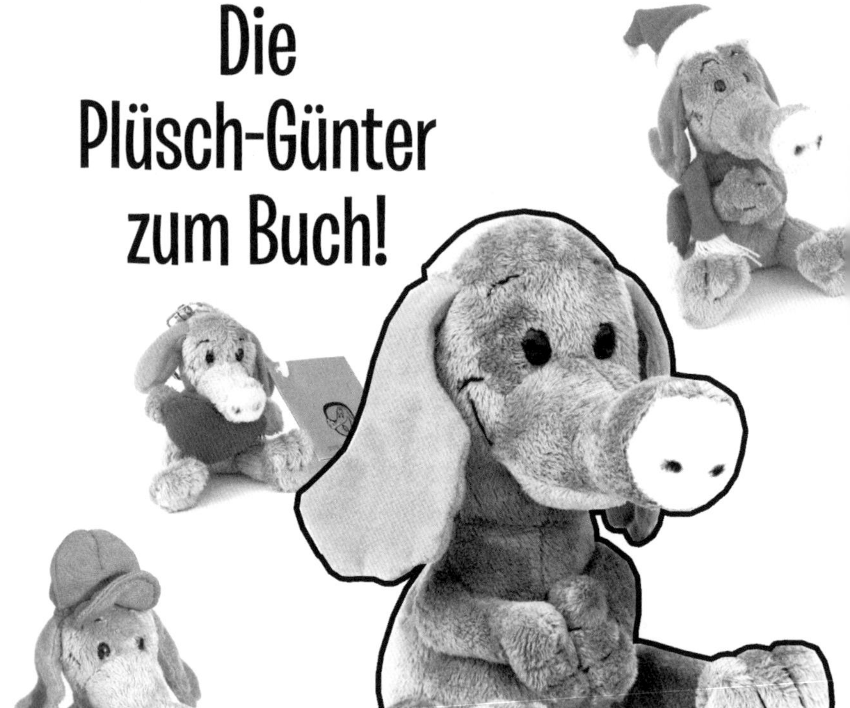

...und wo's den gibt, gibt's noch viel mehr Günter:
www.guenter-antwortet.de

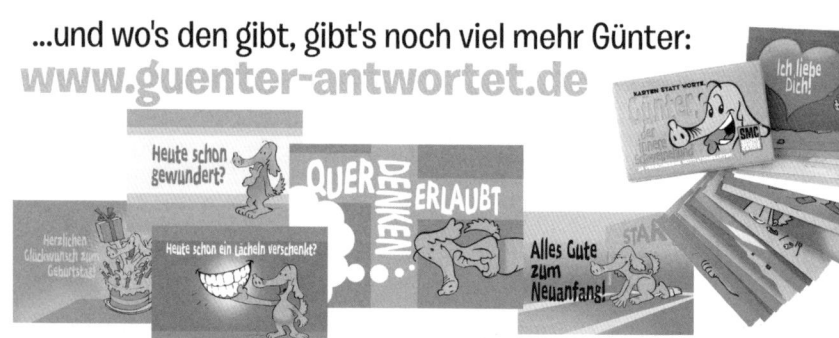

Unterhaltsame Schweinehundzähmung mit Stefan Frädrich

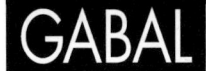

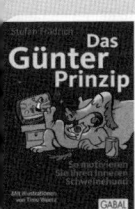

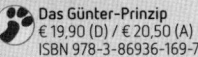 **Das Günter-Prinzip**
€ 19,90 (D) / € 20,50 (A)
ISBN 978-3-86936-169-7

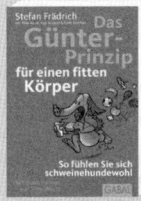 **Das Günter-Prinzip
für einen fitten Körper**
€ 19,90 (D) / € 20,50 (A)
ISBN 978-3-86936-328-8

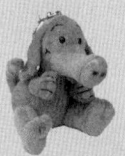 **Günter Plüschtier
mit Magnethänden**
empf. VK € 9,95 (D/A)
ISBN 978-3-89749-488-6

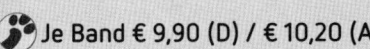 **Je Band € 9,90 (D) / € 10,20 (A)**

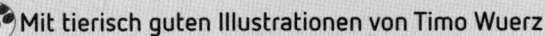 **Mit tierisch guten Illustrationen von Timo Wuerz**

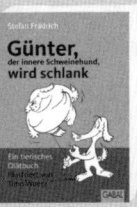 Günter, der innere Schweinehund,
wird schlank
ISBN 978-3-89749-584-5

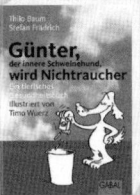 Günter, der innere Schweinehund,
wird Nichtraucher
ISBN 978-3-89749-625-5

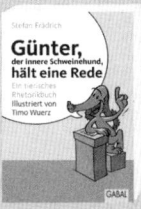 Günter, der innere Schweinehund,
hält eine Rede
ISBN 978-3-86936-071-3

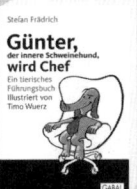 Günter, der innere Schweinehund,
wird Chef
ISBN 978-3-86936-019-5

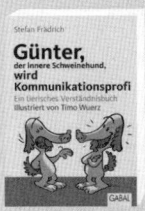 Günter, der innere Schweinehund,
wird Kommunikationsprofi
ISBN 978-3-86936-127-7

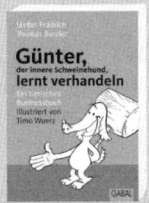 Günter, der innere Schweinehund,
lernt verhandeln
ISBN 978-3-89749-918-8

Weitere Informationen finden Sie unter www.gabal-verlag.de

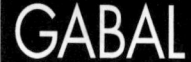
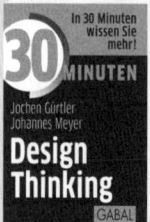
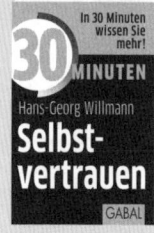
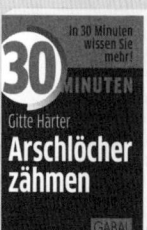
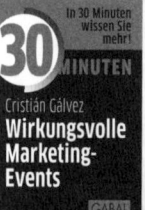
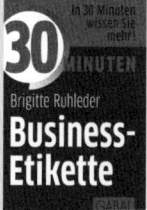
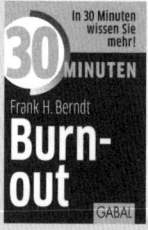
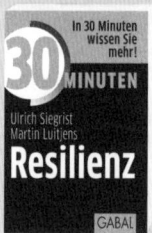
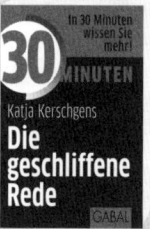
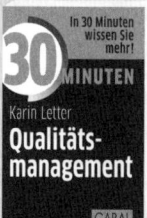